Dr J. BEYNE

CONTRIBUTION A L'ÉTUDE

DES

Troubles Trophiques

QUI SUIVENT LA SECTION ET LA RÉSECTION

Du Sympathique cervical

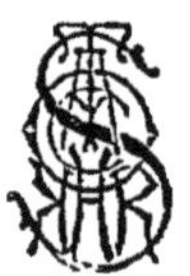

A. STORCK & Cⁱᵉ, IMPRIMEURS-ÉDITEURS

LYON

PARIS, 16, rue de Condé, près l'Odéon

—

1902

Dᴿ J. BEYNE

CONTRIBUTION A L'ÉTUDE

DES

Troubles Trophiques

QUI SUIVENT LA SECTION ET LA RÉSECTION

Du Sympathique cervical

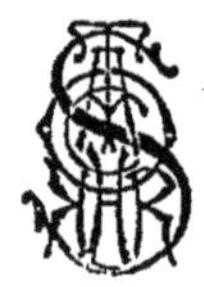

A. STORCK & Cⁱᵉ, IMPRIMEURS-ÉDITEURS

—⁂ LYON ⁂—

PARIS, 16, rue de Condé, près l'Odéon

—

1902

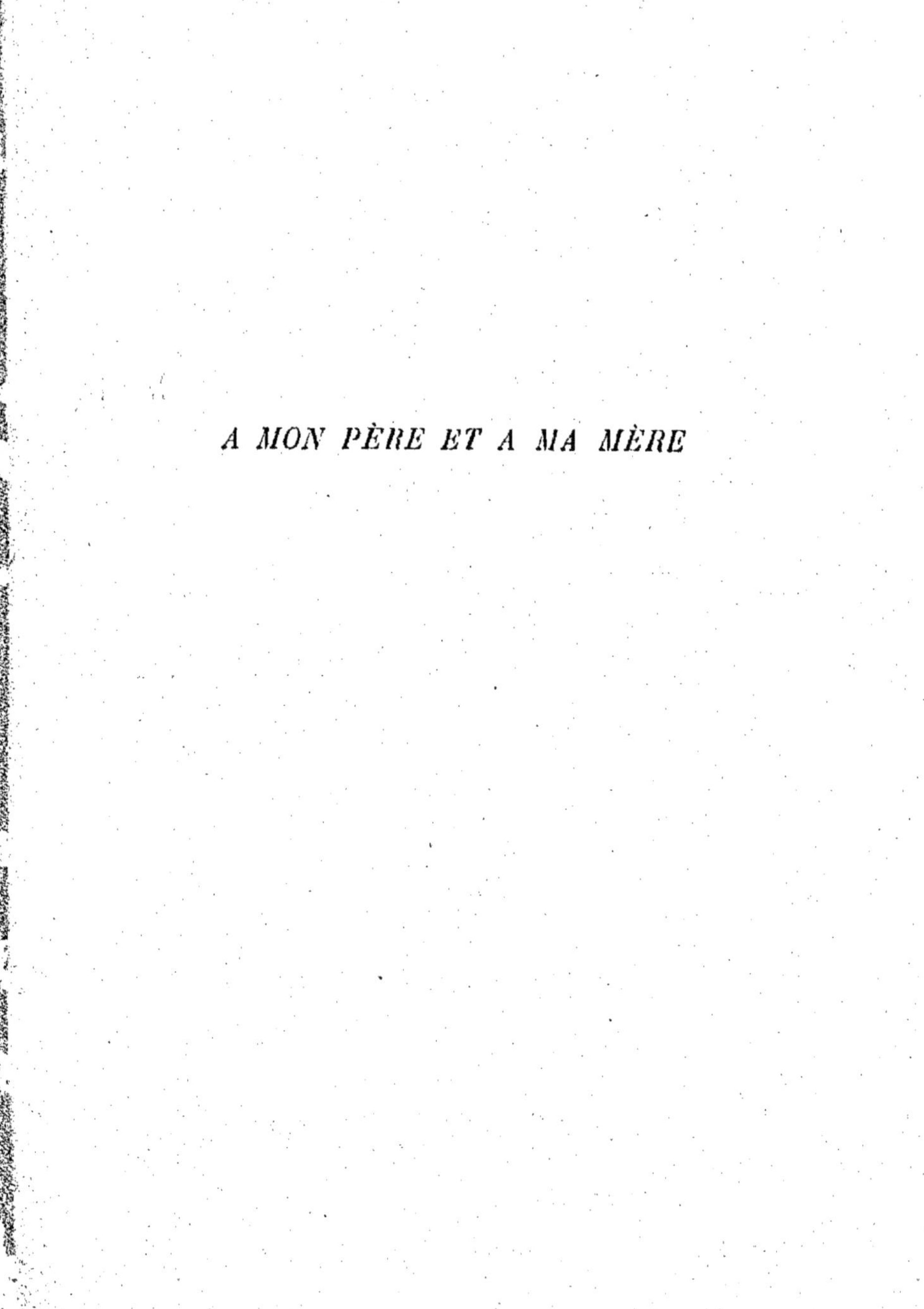

A MON PÈRE ET A MA MÈRE

Monsieur le professeur MORAT a bien voulu accepter la présidence de cette thèse, nous le remercions du grand honneur qu'il nous fait.

De nos premières années d'études nous avons gardé un souvenir ému et nous tenons à exprimer ici nos sentiments de bien vive gratitude.

A M. le Dr PACHON, professeur agrégé à la Faculté de Médecine de Bordeaux, qui fut notre premier maître en physiologie, et dont les leçons au cours et surtout dans l'intimité du laboratoire ont laissé dans notre esprit une impression si profonde. Qu'il permette à son élève de lui exprimer ses sentiments de reconnaissance et de respectueuse sympathie.

A M. le Dr DAVEZAC, qui a guidé nos premiers essais en clinique médicale avec une sollicitude que nous ne saurions oublier.

A M. le professeur Boursier dont nous avons eu l'honneur d'être l'externe pendant une année que ses leçons ont rendue si précieuse et si agréable pour nous.

Aux Docteurs Peloquin et Autour chez qui nous avons rencontré cette amitié vraie, faite d'une communauté d'idées, de sentiments et d'espérances si précieuse à qui se sent isolé dans une foule. Nous leur adressons tous nos vœux pour l'avenir qu'ils attendent.

J. B.

INTRODUCTION

Parmi les phénomènes que l'on observe à la suite de la section du nerf sympathique cervical au cou, ou de la résection du ganglion cervical supérieur, les uns se produisent immédiatement après l'opération, les autres apparaissent à une époque plus ou moins éloignée.

Les premiers sont actuellement bien connus des physiologistes et des cliniciens, nous ne ferons que les rappeler très brièvement ; tandis que les seconds, c'est-à-dire les phénomènes tardifs, beaucoup plus discutés, constitueront le sujet principal de notre travail.

Le but de nos recherches a été :

1° De rassembler et de classer les faits épars dans la littérature scientifique concernant les troubles trophiques qui suivent la section ou la résection du sympathique cervical. — Notre premier chapitre sera l'exposé des différentes études faites sur ce sujet en physiologie et en clinique.

2° D'entreprendre quelques expériences pour essayer de déterminer les conditions des variations et de l'inconstance de ces troubles. — C'èst à la relation de nos expériences que sera consacré le chapitre II.

3° Le troisième chapitre comprendra un résumé succinct des faits acquis et la discussion des conclusions à en tirer.

CHAPITRE PREMIER

I°. — Phénomènes qui suivent la section ou la résection du sympathique cervical chez les animaux.

A. — Effets immédiats.

En 1727, dans un mémoire adressé à l'Académie des Sciences (1), Pourfour du Petit annonçait que, chez les animaux auxquels il avait sectionné le sympathique au cou ou excisé le ganglion cervical supérieur, il avait pu constater du côté opéré : 1° un rétrécissement de la pupille ; 2° un affaissement de la cornée ; 3° une rougeur notable de la conjonctive ; 4° un rapetissement de l'œil.

Dupuy d'Alfort (1816), Brachet (1837), John Reid (1838) ont répété ces expériences et confirmé ces résultats.

Biffi de Milan (1846) montra que l'excitation du sympathique produisait des phénomènes exactement opposés à ceux de sa section.

---

(1) Cl. BERNARD. — *Leçons sur la physiologie et la pathologie du système nerveux*. Tome II, XV° leçon.

J. BEYNE. 1

Mais ces différents auteurs ne virent que les phénomènes oculo-pupillaires, méconnaissant les effets thermiques et vaso-moteurs qu'il était réservé à Cl. Bernard et à Brown-Séquard de mettre en lumière.

Claude Bernard (1), en 1851 et 1852, a signalé non seulement : le rétrécissement de la pupille et la rougeur de la conjonctive ; — la rétraction du globe oculaire et la saillie de la troisième paupière ; — le resserrement de l'ouverture palpébrale ; — l'applatissement de la cornée et le rapetissement consécutif du globe oculaire.

Mais encore, des faits qui n'avaient pas été aperçus jusqu'alors. Ce sont : le rétrécissement marqué de la narine et de la moitié de la bouche du côté opéré ; — l'élévation de température, la dilatation des vaisseaux et l'hyperesthésie de la moitié de la tête du même côté.

Brown-Séquard, à peu près à la même époque, publia des résultats identiques et montra la relation de cause à effet entre les phénomènes vaso-moteurs et thermiques.

Il signala en outre (2), après la section du sympathique cervical « une augmentation d'énergie des propriétés vitales des muscles et des nerfs moteurs, sensitifs et sensoriaux », se manifestant par une hyperesthésie de la peau, une exagération des sensibilités visuelle et auditive et une persistance plus longue des mouvements réflexes après la mort.

(1) Cl. BERNARD. — Influence du grand sympathique sur la sensibilité et la calorification. *Comptes-rendus de la Soc. de Biologie*, 1851.

De l'influence du système nerveux, grand sympathique sur la chaleur animale. *C. R. Académie des Sciences*, mars 1852.

Sur les effets de la section de la portion céphalique du grand sympathique. *C. R. Soc. de Biologie*, novembre 1852.

(2) BROWN-SÉQUARD. — *Gazette des Sciences Médicales*, 1851.

La section ou la résection du sympathique cervical
produit dans la rétine des modifications vaso-motrices
variables avec l'espèce animale sur laquelle on opère :
vaso-constriction chez le chien (ou effet nul si l'opération
ne surprend pas le nerf en état d'excitation) ; vaso-dilatation chez le lapin (Doyon) (1).

Arloing, en 1890 et 1891, a montré qu'en outre des
phénomènes oculo-pupillaires et vaso-moteurs déjà cités,
la section du sympathique cervical donnait lieu à certains
troubles sécrétoires. Chez le bœuf, il se produit d'abord
un arrêt complet de la secrétion des glandes de la moitié
du mufle qui correspond au côté opéré, puis la secrétion
reparaît au bout de 48 heures, sauf sur la zone qui borde
l'ouverture du naseau, région dont l'innervation excito-
sécrétoire a été supprimée par l'opération. Chez le bœuf
et la chèvre, la glande lacrymale recevant, par la voie
du nerf sympathique cervical, surtout des filets fréno-
sécrétoires, voit sa secrétion augmentée après la section
de ce nerf (2).

Dans une seconde publication (3), le même auteur constate que la section du sympathique chez les solipèdes,
supprimant un certain nombre de filets fréno-secrétoires ;
produit, du côté opéré, une hypersécrétion des glandes

(1) Doyon. — Recherches sur les nerfs vaso-moteurs de la rétine.
Archives de physiologie, 1890-1891.

(2) Arloing : Contribution à l'étude de la partie cervicale du grand
sympatique envisagé comme nerf secrétoire. — *Arch. de physiol.*, 1890.
Tome II,3ᵐᵉ série.

(3) Arloing : Nouvelle contribution à l'étude de la partie cervicale
du grand sympathique envisagé comme nerf secrétoire. *Arch. de
physiol. norm. et path.* 1891 ; t. III, 5ᵐᵉ série, p. 211.

lacrymales, des glandes de Meibomius et des glandes sébacées de la face interne du pavillon de l'oreille.

L'augmentation de la sécrétion des glandes sudoripares avait déjà été observée par Claude Bernard, chez le cheval, du côté de la section du cordon sympathique cervical, mais sans être rapportée à sa véritable cause, c'est-à-dire à la suppression d'une influence inhibitrice du sympathique sur les glandes (1).

La section du nerf sympathique cervical chez le chien, produit, en outre, une augmentation de la courbure du cristallin, en supprimant l'action inhibitrice de ce nerf sur le muscle ciliaire (2).

B. — Phénomènes ultérieurs.

Nous étudierons successivement :

1° Ce que deviennent les troubles observés immédiatement après la section ou la résection du sympathique cervical ;

2° Quels sont les phénomènes qui viennent, dans la suite, s'ajouter aux précédents ou les remplacer.

Modifications des phénomènes immédiats. — Cl. Bernard dans ses Leçons sur la physiologie et la pathologie du système nerveux affirme simplement que les troubles sont plus durables après la résection du ganglion

(1) Morat et Doyon : *Traité de physiol.*, tome II, p. 334.
(2) Morat et Doyon : Le grand sympathique nerf accomodateur. *Arch. de physiol. norm. et pathol.*, 1891, p. 507.

cervical supérieur, qu'après une simple section du cordon sympathique.

Les phénomènes vaso-moteurs et thermiques ont une durée variable avec les espèces animales, mais généralement assez courte, c'est-à-dire ne dépassant pas quelques jours ou quelques semaines.

Les phénomènes oculo-pupillaires sont beaucoup plus persistants, mais encore de façon très variable, comme nous le constatons en nous rapportant aux travaux d'Angelucci (1), de Lagrange et Pachon (2), de Floresco (3).

Floresco expérimentant sur le chat auquel il avait extirpé le ganglion cervical supérieur d'un côté, a observé que le myosis commence à diminuer dès le sixième jour qui suit l'opération pour arriver à disparaître presque complètement au bout de 8 mois ou 1 an. — La troisième paupière a repris la place normale vers le vingtième jour. Les réflexes de l'œil du côté opéré sont conservés, mais plus lents que du côté opposé.

Angelucci, dans une de ses observations, a constaté chez un chat la persistance du myosis six mois après l'extirpation du ganglion cervical supérieur. Après deux opérations semblables, faites sur le chien, il a trouvé, dans un cas, les phénomènes oculo-pupillaires persistant dans toute leur intégrité après cinq mois, dans l'autre le

(1) ANGELUCCI. — Sulli alterazioni trofiche dell'occhio che nei mammiferi seguono la estirpazione del ganglio cervicale superiore del simpatico. 1893.

(2) LAGRANGE ET PACHON. — Des effets à longue échéance de la résection expérimentale du ganglion cervical supérieur sur la tension oculaire, 1900.

(3) J. FLORESCO. — Influence de la résection du nerf sympathique cervical sur divers phénomènes chez quelques animaux, 1902.

myosis disparut au bout de cinq mois et demi, tandis que le rétrécissement de la fente palpébrale et la rétraction du globe oculaire étaient encore très nets. — Dans une expérience sur le singe, Angelucci a vu la fente palpébrale reprendre son aspect normal dix jours après l'opération et le myosis disparaître vers le vingtième jour. Chez un lapin, tous les troubles oculo-pupillaires avaient cessé au dix-septième jour.

La dilatation de la pupille, plus considérable du côté correspondant à la section du sympathique, a été observée après un temps variant entre quelques heures et quelques jours, par différents auteurs ; par Langendorff chez le lapin et le chat, par Budge sur la grenouille, par Lodato sur le lapin et le chat (1).

L'hypotonie oculaire, qui suit la résection du ganglion cervical supérieur, a été étudiée chez le chien par Lagrange et Pachon. Ces auteurs ont vu, pendant le premier mois, la tension de l'œil gauche, opéré, donner au tonomètre de Fick-Ostwalt des oscillations de $+16$ à $+18$, l'œil droit donnant de $+22$ à $+24$. Dès la sixième semaine, l'œil gauche donne de $+20$ à $+22$, tandis que l'œil droit atteint $+24$ et, quatorze jours après, soit deux mois après l'opération, les deux globes oculaires font osciller l'aiguille autour de $+24$.

Floresco a vu chez le chien une hypotonie de cinq divisions au tonomètre de Fick-Ostwald à peu près complètement disparue quarante jours après l'opération. Chez le chat ayant subi la résection du sympathique cervical,

(1) G. Lodato. — Sulla cosidetta dilatazione paradossale della pupilla dopo la estirpazione del ganglio cervicale superiore del simpatico. — Palermo 1902.

il a obtenu les mêmes résultats que chez le chien. Chez
le lapin, l'hypotonie a disparu encore plus rapidement :
l'œil du côté opéré, dont le tonus était de $+ 18$, attei-
gnait dès le trentième jour $+ 21$, c'est-à-dire le tonus
de l'œil du côté sain.

Apparition de phénomènes nouveaux. — Nous
allons maintenant passer en revue toute une série d'accidents, de troubles trophiques et de troubles du développement, qui ont été observés à plus ou moins longue
échéance chez des animaux ayant subi la section ou la
résection du sympathique cervical.

Dans cet ordre d'idées, Cl. Bernard avait constaté
certains phénomènes auxquels il n'accorde qu'une courte
mention (1). Chez des lapins dont il avait coupé quelque
temps auparavant le sympathique cervical, il a observé
« ... l'amaigrissement général accompagné de l'infil-
tration des membres et de l'éruption d'une espèce de gale
qui finit par affecter toute la surface cutanée. »

L'attention d'autres expérimentateurs fut particulière-
ment attirée par diverses altérations oculaires. comme en
témoignent quelques lignes d'un mémoire communiqué
par Brown-Sequard (2) à l'Académie des Sciences le
16 janvier 1854, dans lequel l'auteur parle de certaines
altérations pathologiques inconstantes déjà signalées par
Molinelli, Dupuy, Mayer. John Reid : (Dépoli, applatissement et ulcérations de la cornée, changement de couleur
de l'iris, purulence du mucus palpébral, inflammation de
la conjonctive).

(1) Cl. Bernard. — Leçons sur la physiologie et la pathologie du
système nerveux, t. II, p. 475.

(2) Brown-Sequard. — *Gazette Médicale*, 1854.

En 1872, Brown-Séquard présentait à la Société de Biologie (1) les cerveaux de deux cobayes ayant subi dix-huit mois auparavant la section bilatérale du sympathique cervical. — Ces organes présentaient une atrophie généralisée tandis que les os du crâne et les parties molles avaient augmenté de poids. — Dans un troisième cas, où la section du sympathique était unilatérale, l'atrophie était également plus marquée du côté de l'opération.

Ces résultats furent confirmés par Dupuy qui, en outre, présenta à la Société de Biologie (2) de jeunes cobayes qui, nés de parents à sympathique sectionné, étaient affectés des troubles fonctionnels qui suivent habituellement la section du sympathique. Cet auteur a même observé chez ces jeunes cobayes des altérations oculaires (qu'il ne définit pas), et une certaine hypertrophie des oreilles.

D'après Dupuy, Brown-Séquard aurait obtenu chez de jeunes cobayes ayant subi la sympatectomie depuis long-temps une atrophie du cerveau et de l'œil.

Les expériences de Brown-Séquard ont été répétées par Vulpian (3) sur des cobayes âgés de 8 à 15 jours. Dans un seul cas, il a pu obtenir une hémiatrophie du cerveau et une diminution de volume de l'œil du côté de la section du sympathique. — Un autre cobaye, opéré le 19 juillet 1872, huit jours après sa naissance, et conservé jusqu'au 4 janvier 1875 présentait à cette date une légère diminu-

(1) Brown-Séquard. — Compte-rendu des séances de la Société de Biologie, 13 juillet 1872.

(2) Dupuy. — Compte-rendu des séances de la Société de Biologie, 1875, p. 323 et 362.

(3) Vulpian. — Leçons sur l'appareil vaso-moteur. Physiologie et pathologie, p. 397. Paris 1875.

tion de l'ouverture palpébrale gauche et un élargissement léger de la narine gauche. A l'autopsie, l'œil gauche était plus petit et son poids était diminué de quinze centigrammes, soit un sixième du poids total de l'œil droit. La cornée gauche avait des dimensions plus faibles que celle de droite et présentait une petite taie ; le tubercule quadrijumeau antérieur droit était plus volumineux que le gauche : la pyramide antérieure gauche était moins large et moins saillante que celle du côté opposé ; mais on ne constata aucune différence entre les deux hémisphères cérébraux.

Ce sont les résultats des expériences précédentes, joints à certaines considérations cliniques, qui ont amené Angelucci à faire une étude systématique des troubles trophiques que la résection du ganglion cervical supérieur est capable de déterminer chez diverses races animales (1). Nous allons rapidement passer en revue les expériences publiées dans son travail.

Expérience 1. — Chien nouveau-né, subit le 3 mai 1892 l'extirpation du ganglion cervical gauche, à la suite de laquelle on observe les phénomènes vaso-moteurs et oculo-pupillaires classiques.

Le 2 juin, on note une légère alopécie autour de l'oreille gauche et sur le pavillon.

Le 30 juin, l'alopécie s'est étendue à la moitié de la face.

Le 30 septembre, mort spontanée du chien.

A l'autopsie, on constate que l'œil gauche est réduit dans tous ses diamètres.

(1) ANGELUCCI. — Loc. cit.

	O. D.	O. G.
Diamètre maximum de la cornée . .	$13^{m/m}$	$12^{m/m}1$
Diamètre antéro-postérieur de l'œil.	$19^{m/m}$	$18^{m/m}$
Diamètre perpendiculaire	$18^{m/m}$	$17^{m/m}1$

A l'examen histologique : 1e l'iris présente des éléments musculaires normaux, mais son tissu cellulaire est épaissi et présente même en certains points de véritables plaques scléreuses, — Les vaisseaux ont leur lumière rétrécie et leurs parois épaissies ; 2e la choroïde de l'œil gauche est plus épaisse et moins pigmentée que celle de l'œil droit ; ses vaisseaux sont plus rares et leur calibre est diminué par l'épaississement des parois ; 3e la rétine est normale.

Expérience 2. — Chien de douze jours auquel on extirpe le ganglion cervical supérieur du côté droit, le 15 juin 1892.

Le 26 juin, les troubles vaso-moteurs et oculo-pupillaires persistent ; abondante sécrétion catarrhale de la conjonctive.

1er octobre. — Le myosis a un peu diminué ; la moitié droite de la face est un peu fuyante en arrière.

30 novembre. — Le myosis n'est plus constatable ; le rétrécissement de l'ouverture palpébrale et la rétraction de l'œil persistent.

14 février 1893. — Conjonctivite catarrhale avec ulcère cornéal, d'abord à droite, puis des deux côtés. On abat l'animal.

A l'autopsie, on trouve l'œil droit plus petit d'environ 1 $^{m}/^{m}$ dans tous ses diamètres ; les os de la face semblent un peu fuyants à droite, et les deux premières dents qui suivent, les grandes canines du côté droit, sont mal conformées et rudimentaires.

Expérience 3. — Chat adulte. — Le 26 novembre 1891. — Extirpation du ganglion cervical supérieur droit.

15 décembre. — Le myosis persiste seul.

20 avril 1892. — Quelques signes d'alopécie apparaissent sur la tête et sur la face du côté opéré.

10 mai 1892. — On tue l'animal.

A l'autopsie : Les yeux ne présentent pas de différence de volume. La choroïde de l'œil droit est dépigmentée en quelques points et présente des taches blanches arborescentes ; les lames osseuses de la paroi droite du crâne sont moins épaisses que celles du côté gauche.

A l'examen microscopique : 1° l'iris droit est aminci ; ses artères et ses veines ont des parois plus épaisses et des lumières rétrécies ; 2° la choroïde de l'œil droit est fortement dépigmentée, elle est homogène et plus transparente ; les gros vaisseaux sont déformés et applatis, les petits vaisseaux sont rétrécis ; la choroïde, en somme, a tout à fait l'aspect d'un tissu frappé d'atrophie simple ; 3° la rétine est normale.

Expérience 4. — Singe adulte. — Le 26 mai 1892, on extirpe le ganglion cervical supérieur droit. Apparition de phénomènes classiques.

Le 5 juin. — Les deux fentes palpébrales ont les mêmes dimensions.

Le 15 juin. — Le myosis a disparu.

Le 25 avril 1893. — L'œil a son aspect et sa vision normaux ; aucune trace d'alopécie du côté opéré.

Expérience 5. — Jeune lapin d'environ quatre mois. — Le 10 mars 1892, extirpation du ganglion cervical supérieur droit.

14 mars. — Abondante secrétion catarrhale de la conjonctive.

27 mars. — Tous les symptômes oculo-pupillaires et vaso-moteurs ont disparu.

15 février 1893. — On tue l'animal.

A l'autopsie : Les deux yeux ont des diamètres égaux. Pas d'atrophie de la face.

A l'examen histologique : 1° L'iris présente des vaisseaux à parois notablement épaissies ; 2° choroïde dépigmentée avec des vaisseaux épaissis et à lumière rétrécie ; 3° rétine normale.

A ces cinq observations, nous ajouterons les deux suivantes, publiées par Angelucci dans un autre mémoire (1).

Chez un cobaye très jeune, il extirpe un ganglion cervical supérieur. Deux mois après, l'œil du côté opéré était beaucoup plus petit que celui du côté opposé et inférieur en poids de plus de 1/6 ; il présentait un applatissement notable de la cornée.

Chez un chien nouveau-né, il enlève, le 16 décembre 1892, le ganglion cervical supérieur gauche. Le 16 juin 1893, les deux yeux ne présentent plus aucune différence d'aspect. L'animal meurt le 15 juillet 1893 ; les dimensions extérieures des deux yeux n'offrent pas de diffé-

(1) ANGELUCCI. — Studi sulle influenze fisiologiche del ganglio cervicale superiore del simpatico sull'occhio in reguardo all'esoftalmo, alla curvatura della cornea, alla resistenze ai processi inflammatori et astepici.

rences, mais la cornée gauche est visiblement plus
applatie que celle de l'œil droit.

Angelucci a donc constaté que la résection du sympathique cervical pouvait avoir une influence trophique
sur le système osseux, sur les téguments, mais particu-
lièrement sur l'œil.

De ses expériences nous rapprocherons immédiatement
l'observation publiée quelques années plus tard par Morat
et Doyon (1), d'une cataracte molle avec adhérence de
l'iris survenue chez un lapin qui avait subi la section du
sympathique cervical du même côté. Cette lésion était
du reste accompagnée de diverses autres altérations :
dépoli de la cornée, déformation de la paupière et inflammation conjonctivale.

Chez le chien, Morat a observé des ulcérations avec
œdème, sur la lèvre inférieure.

Plus récemment, Hertel (2) a entrepris des recherches
analogues sur un assez grand nombre de lapins (trente
et un) auxquels il enlevait le ganglion cervical supérieur
d'un côté, à un âge variant entre dix et vingt jours.
L'autopsie de ces animaux a été faite à diverses époques
après l'opération (jusqu'à 12 mois). Les deux yeux dont
on mesurait les trois diamètres vertical, transversal et
sagittal, n'ont présenté, chez chacun de ces lapins, que
des différences insignifiantes ne dépassant pas celles

(1) Morat et Doyon. — Comptes-rendus de l'Académie des Sciences,
1897. Troubles trophiques consécutifs à la section du sympathique
cervical.

(2) Hertel. — Ueber die Folgen der Exstirpation des ganglion cervicale supremum bei Jungen Thieren. *Von Graefe's Archiv. für ophtalmologie*, 1899. Abth. 2.

qu'on peut observer entre les deux yeux d'un lapin normal ; l'examen histologique des yeux a fourni les mêmes résultats négatifs. « ...Les bulbes étaient normaux dans toutes leurs parties ; ni dans les enveloppes de l'œil, ni dans l'uvée, ni dans la rétine je n'ai trouvé de différences avec le côté non opéré... » dit Hertel. Les parois des vaisseaux n'étaient point altérées. Jamais l'auteur n'a constaté de troubles trophiques du côté des poils et des dents.

Elinson (1) a constaté la présence de fibres nerveuses dégénérées dans le nerf optique après la section du sympathique cervical chez le chat. Les fibres dégénérées étaient encore plus nombreuses après la résection du ganglion cervical supérieur. Mislawski a émis l'hypothèse que ces fibres sont des éléments sympathiques vaso-moteurs de la rétine.

Lodato, à l'Institut ophtalmologique de Palerme, a fait des recherches histologiques sur les altérations de la rétine consécutives à l'extirpation du ganglion cervical supérieur (2).

Chez des chiens sacrifiés, dix ou quinze jours après l'opération, il a trouvé, du côté opéré, un grand nombre de cellules nerveuses de la rétine présentant une destruction partielle de leurs granulations chromatiques et parfois même des vacuoles au sein de leur protoplasma. Chez des animaux sacrifiés au vingt-cinquième jour, la

(1) ELINSON. — Sur les fibres centrifuges du nerf optique. *C. R. de la Soc. de Biologie*, 18 juillet 1896.

(2) GAETANO LODATO.. Sulle alterazioni della retina consecutive alla estirpazione del ganglio cervicale superiore. *Archivio di [ottalmologia* 1900, vol. VIII, fasc, 1-2.

chromatolyse n'est plus nette, le protoplasma, rempli de
très nombreuses vacuoles, apparaît comme déchiqueté.
Les chiens tués le trentième jour présentent des cellules
nerveuses rétiniennes dont le protoplasma prend avec
la thionine une teinte sombre et a subi une rétraction
agrandissant les espaces péricellulaires dans lesquels on
aperçoit parfois des débris granuleux qui semblent repré-
senter des cellules nerveuses à des stades avancés de
désintégration. Au bout du deuxième mois, les éléments
rétiniens ont à peu près tous leur aspect normal ; les
espaces intercellulaires sont agrandis et quelques uns
contiennent des débris de cellules avec parfois un noyau
encore visible.

Chez des lapins sacrifiés dix ou quinze jours après
l'opération, Lodato a constaté un gonflement du corps
cellulaire et du noyau dans un grand nombre d'éléments rétiniens du côté opéré, et l'accumulation des granulations chromatiques à l'un des pôles de la cellule.
Ces altérations sont légères et complètement réparables,
car elles ne sont plus constatables après le vingt-troisième
ou le trentième jour.

Dans le nerf optique de ces animaux, il a trouvé,
après le vingt-huitième ou le trentième jour, quelques
fibres nerveuses dégénérées, mais cette dégénération était
peu intense, inconstante, et ne se manifestait qu'après un
temps assez long.

Dans un autre mémoire, Lodato (1) a publié une étude

(1) GAETANO LODATO. — Influenza del sistemo nervoso sulla costituzione dell'umore acqueo. — Archivio di ottalmologia. 1901, — vol. IX,
fas. 3-4.

de l'influence de l'excitation et de la section du sympathique cervical sur l'humeur aqueuse.

L'indice de réfraction de l'humeur aqueuse subit après l'excitation faradique du ganglion cervical supérieur une augmentation de 0,001 à 0,0015 dans l'œil, du même côté et de 0,0005 dans l'œil opposé. L'indice de réfraction commence à s'élever 10 heures après l'extirpation du du ganglion, mais du côté opéré seulement; l'augmentation atteint 0,0015 et même 0,0025 au bout de 24 heures, puis après 5-7 jours l'indice reprend sa valeur normale.

L'alcalinité de l'humeur aqueuse ne subit pas de variations appréciables ni par l'excitation ni par l'extirpation ganglion cervical supérieur.

La teneur du chlorure de sodium n'est pas modifiée par la résection du ganglion cervical supérieur mais semble légèrement abaissée dans l'œil homonyme par son excitation.

Le taux de l'albumine qui dans l'humeur aqueuse normale est de 0 gr. 02 à 0 gr. 025 p. 100, s'élève dans l'œil correspondant au ganglion cervical supérieur excité, à 0 gr. 04 ou 0 gr. 05 p. 100 et peut même atteindre 0 gr. 06 et 0 gr. 075 p. 100. L'extirpation du ganglion produit dès la douzième heure après l'opération, dans l'œil du même côté, une augmentation de l'albumine qui peut atteindre après 24 heures 0 gr. 08 — 0 gr. 10 p. 100 et même 0 gr. 125 p. 100. Après la 72me heure, le taux de l'albumine baisse progressivement pour atteindre sa valeur normale du septième au neuvième jour.

L'auteur conclut que les variations de l'indice de réfraction sont le résultat des modifications du taux de l'albumine dans l'humeur aqueuse.

Dans le but d'élucider la nature du ganglion ciliaire, Lodato (1) a étudié les altérations histologiques que produisent dans ce ganglion, la destruction de ses racines, et en particulier de sa racine sympathique par la résection du ganglion cervical supérieur.

Les expériences ont été faites sur le chien.

Dix ou quinze jours après l'opération, un grand nombre de cellules nerveuses du ganglion ciliaire présentent un gonflement trouble du protoplasma et du noyau et une chromatolyse partielle.

Chez les chiens opérés depuis vingt jours, les altérations de la substance chromatique sont encore visibles, mais le gonflement trouble des cellules ganglionnaires, à presque entièrement disparu.

Chez les animaux dont on examine le ganglion ciliaire deux mois après la résection du sympathique, la plus grande partie des cellules nerveuses ont repris leur aspect normal ; quelques-uns des éléments dont le protoplasma était trouble, sont rapetissés et de coloration foncée; quelques rares cellules sont plus ou moins complètement désagrégées et leurs débris apparaissent dans les espaces intercellulaires.

Dans toutes ces expériences, les nerfs ciliaires n'ont jamais présenté de fibres dégénérées.

Ces résultats ne concordent pas avec ceux obtenus par Hertel (2) dans des expériences analogues pratiquées sur

(1) Lodato. — Sulle alterazioni del ganglio ciliare in seguito al taglio delle sui radici. Contributo alla natura del ganglio ciliare. — Palerme, in-8, 1900.

(2) Hertel. — Ueber die Folgen der Extirpation des Ganglion cervicale supremum bei jungen Thieren. *Graefe's Arch.*, 2 abth. s. 130.

J. Beyne.

de jeunes lapins, probablement, d'après Lodato, parce
cet auteur a examiné les ganglions ciliaires de ses lapins
trop tard, c'est-à-dire à une époque où les altérations des
cellules nerveuses étaient complètement réparées.

Le cortex cérébral subirait lui aussi certaines modifications à la suite de la section du sympathique cervical. Christiani (1) a en effet constaté des altérations assez profondes
et diffuses de l'écorce cérébral (dégénérescence et nécro-
biose des éléments nerveux, altérations prolifératives et
scléreuses de la névroglie).

Lépinski (2) a observé à la suite de la section du sympatique cervical chez le lapin des altérations des carotides
interne et externe (atrophie des fibres musculaires,
épaississement de l'adsentice et de la tunique élastique,
rétrécissement et oblitération de la lumière du vaisseau).

En étudiant l'action du sympatique cervical sur les organes glandulaires, Arloing (3) a été amené à rechercher
les effets de la section de ce nerf sur la sécrétion du muffle
du bœuf et du nez du chien et les modifications consécutives des organes secréteurs.

Il a constaté que chez le bœuf l'épiderme de la portion
du muffle dont la sécrétion est supprimée (pourtour du
naseau) devient fendillé et desquamant ; à l'examen histo-

---

(1) CHRISTIANI. Alterazioni della fina struttura della corteccia cerebrale
consecutive al taglio del simpatico cervicale. *Riforma Médica Anno XIV.*
N. 298-299 — 28-29 Dec 1898.

(2) LÉPINSKI. Zur Frage von der Degeneration der Gefæsse bei
Læsion des Nervus Sympathicus, *Deutsche Zeitschrift für Nervenheilkunde.* Bd XVI, H. 3-4, 1900.

(3) ARLOING. De rapports fonctionnels du cordon sympathique avec
l'épiderme et les glandes. *Archives de physiologie normale et pathologique*
1890, Tome III, V° Série.

logique les glandules ne sont pas modifiées mais le derme est, dans la zone sèche, chargé de granulations pigmentaires, tandis que l'épiderme et très épaissi par hypertrophie de la couche cornée.

Chez le chien, bien que le mufle ne présente pas de glandes, au bout d'un mois et demi environ, du coté de la section du sympathique, la face supérieure du nez et l'aile externe de la narine deviennent secs et surélevés ; leur surface devient craquelée et comme recouverte d'un vernis grisâtre et translucide. A l'examen histologique cette région présente une couche cornée cinq ou six fois plus épaisse que normalement et, dans le stratum granulosum, des cellules riches en éléidine dont le protoplasma et le noyau sont très gonflés. D'autre part, chez un des animaux en expérience, une blépharite ayant débuté avant l'opération fut beaucoup plus longue à guérir du côté de la section du sympathique. Le sympathique a donc, chez le chien, une action trophique directe sur le téguments de certaines régions.

Bidder (1) a observé dans un cas, chez un jeune lapin ayant subi la résection de la partie moyenne du sympathique cervical gauche, une hypertrophie de l'oreille du même côté. Un mois après l'opération, la longueur de l'oreille gauche dépassait de 0^m005 celle de l'oreille opposée.

Au VIe Congrès international de Médecine, Bizzozero (2)

(1) BIDDER. — Hypertrophie des Ohres nach Excision eines Stückes vom Halssymupathicus des Kaninchens. *Centralblatt für Chirurgie*, n° 7, mai 1874.

(2) BIZZOZERO. — *Archives italiennes de Biologie*, 1891. Tome XXI, p. 93.

a rappelé les expériences de Morpurgo qui, ayant extirpé le ganglion cervical supérieur d'un côté sur huit gros lapins adultes et ayant obtenu sur quatre seulement une hyperhémie marquée et durable de l'oreille correspondante, pratiqua chez ces quatre animaux des fenêtres parfaitement égales dans chacun des deux pavillons des oreilles. Observant ensuite la guérison de ces plaies, il constata que le processus de régénération progressait plus rapidement sur l'oreille du côté operé.

Floresco (1), dans deux mémoires de 1899 et de 1900, étudie l' « Influence de la section et de la résection totale et bilatérale du nerf sympathique cervical sur l'organisme ».

Dans le premier, en suivant comparativement le développement d'animaux témoins et de cobayes ayant subi, les uns la section des deux sympathiques, les autres la résection bilatérale du ganglion cervical supérieur, l'auteur a pu constater que chez ceux qui avaient simplement une section du sympathique le développement suivait une marche absolument parallèle à celui des cobayes témoins (la moyenne de leur accroissement quotidien de poids pendant les trois premiers mois était de 3 gr. 6), tandis que la croissance des animaux dont le sympathique cervical avait été totalement réséqué, était notablement accélérée (la moyenne de leur accroissement quotidien en poids pendant la même période était de 5 gr. 9.)

Dans le second mémoire, Floresco compare le poids,

---

(1) Floresco. — 1er mémoire : Influence sur la croissance. *Archives des Sc. médicales.* Paris 1899. — 2e mémoire : Influence sur les dimensions, le poids et le volume des organes. Ibid. Paris 1900.

les dimensions et le volume des différents organes ou appareils chez :

a) Des cobayes normaux : animaux témoins (n°s 2 et 3).

b) Des cobayes dont il avait sectionné le sympathique au cou (n° 4).

c) Des cobayes ayant subi la résection du ganglion cervical supérieur (n° 5).

Il ne constate aucune différence pour le foie, les glandes salivaires, les reins.

Le corps thyroïde et les capsules surrénales accusent une hypertrophie légère ; la longueur totale du tube digestif est augmentée chez les cobayes n° 5.

Le larynx et la trachée sont plus longs chez les cobayes n° 5. Les poumons sont augmentés de poids chez les n°s 4 et 5.

Le cœur et les organes génitaux sont un peu plus développés chez le n° 5.

La peau chez les cobayes n° 5 ne représente que 0,14 du poids total au lieu de 0,18 chez le témoin du même poids.

L'œil des cobayes n° 4 représente 0,08 % et celui des n°s 5, 0,09 % du poids total au lieu de 0,10 % comme l'œil des animaux témoins. Il a donc subi un léger arrêt du développement.

Le système nerveux central est également un peu moins développé chez les cobayes n° 4 et n° 5.

— Dans un autre travail que nous avons déjà cité (1),

___

(1) FLORESCO. — Influence de la résection du nerf sympathique cervical sur divers phénomènes chez quelques animaux.

Floresco recherche les modifications des échanges respiratoires, du sang, de l'action des toxiques et de la sensibilité, après la résection bilatérale du sympathique cervical.

Le quotient respiratoire chez le chat est diminué quelques jours après l'opération ; il augmente ensuite pour arriver à la normale.

La composition chimique du sang n'est pas modifiée.

La résistance à l'action épileptisante d'une décoction de feuilles de tabac à 10 % est très augmentée par la sympathectomie double. Ces expériences confirment celles de Vidal (1), qui a montré la nécessité d'une dose double de tabac pour produire l'épilepsie chez le cobaye à sympathique sectionné.

L'hyperesthésie générale, produite par l'opération, met en évidence plus rapidement l'excitabilité de la substance grise de la moelle que chez l'animal normal.

Laborde (2) a présenté à la Société de biologie un lapin qui, après avoir subi la résection du filet cervical sympathique du côté droit, a présenté une atrophie progressive de l'œil tellement considérable que la sixième année après l'opération le globe oculaire disparaissait presque complètement au fond de l'orbite. A l'autopsie, le globe oculaire présentait environ la moitié du volume de son congénère.

Bellencontre (3) rapporte un exemple de troubles trophiques de la face chez des chiens. « Un chien dit-il,

(1) VIDAL. — De la sympathectomie dans le traitement de l'épilepsie expérimentale par intoxication. *C. R. de la Société de Biologie*, 1899.

(2) Rapporté par Bellencontre.

(3) BELLECONTRE, Décollement tardif de la rétine après résection du sympathique cervical pour goitre exophtalmique. *Bulletin de la société française d'ophtalmologie* 1901.

opéré en octobre 1900 par M. Moussu présente aujourd'hui (1901) de l'hémiatrophie cranio-faciale droite portant sur les os et sur les muscles. Chez un autre chien, opéré en février dernier, mêmes résultats. Aucun de ces animaux n'a eu de lésions appréciables de la rétine. »

II. — Phénomènes qui suivent les altérations du sympathique cervical chez l'homme.

A. — EFFETS IMMÉDIATS DE LA SECTION DU SYMPATHIQUE.

Des documents nombreux nous ont été fournis à ce sujet par les chirurgiens, depuis qu'ils ont appliqué la section et la résection du sympathique cervical au traitement d'un certain nombre d'affections.

Aussitôt après l'opération la pupille se rétrécit, la fente palpébrale diminue d'amplitude, le globe oculaire s'enfonce dans l'orbite, la conjonctive devient rouge, la rétine et le côté correspondant de la face sont en vaso-dilatation (Jaboulay) (1).

Jonnesco et Floresco (2) signalent chez leurs opérés des résultats identiques : myosis, ptosis avec rétrécissement de la fente palpébrale diminuant le champ visuel, hypotonie

(1) JABOULAY, Chirurgie du sympathique, Lyon 1900

(2) JONNESCO et FLORESCO. Physiologie du nerf sympathique cervical chez l'homme. *Mémoire adressé à l'Académie de Médecine* 14 août 1900.

Phénomènes observés après la résection du nerf sympathique cervical chez l'homme. *Journal de physiologie et de pathologie générale*, 15 septembre 1902.

très accentuée, congestion de la conjonctive, de la pommette, des gencives, du cerveau, avec élévation de température et hyperesthésie de la face du côté opéré. Les réflexes pupillaires et la réaction à l'atropine et à l'esérine sont plus lents à se produire; les vaisseaux du fond de l'œil sont dilatés. La sudation est supprimée du côté de la face correspondant à l'opération (même après injection de pilocarpine) tandis que les sécrétions nasale, salivaire et lacrymale sont exagérées, gêne légère de la mastication, diminution de la quantité d'urée excrétée. Pas de modifications de l'acuité visuelle, de l'accommodation, de la convergence ni de la sensibilité chromatique.

D'après Jaboulay, la section du sympathique améliore la vision chez l'homme normal, probablement grâce au myosis qui corrige l'astigmatisme, et chez les myopes, en supprimant la contracture du muscle de Sappey-Müller.

2° — Phénomènes qui suivent à longue échéance les altérations du sympathique cervical.

Parmi les troubles fonctionnels qui suivent immédiatement la sympathectomie, les uns ont une durée à peu près indéfinie, les autres disparaissent plus ou moins rapidement.

Il ressort des observations de la « Chirurgie du sympathique » de Jaboulay que les troubles oculaires sont absolument persistants, tandis que les phénomènes vasomoteurs de la face, des conjonctives et du cortex cérébral cessent au bout d'un ou deux mois.

Jonnesco et Floresco (1), dans une étude basée sur l'observation de huit opérés pendant une période variant entre 80 jours et six ans après l'opération, arrivent aux conclusions suivantes :

Le myosis et le ptosis persistent quoique atténués légèrement chez des sujets opérés depuis deux ans et demi.

La vaso-dilatation de la face, des conjonctives, des gencives et du fond de l'œil existaient encore deux ans après l'opération, tandis qu'au bout de la troisième année la congestion conjonctivale persistait seule (et persistait même la sixième année dans un cas).

La congestion du cerveau (avec œdème par places) et celle des parois craniennes a été constatée deux ans et demi après l'opération.

Les réflexes pupillaires, à la lumière, à l'accommodation et à la convergence, et les réactions à l'atropine et à l'éserine restent plus lents que sur des yeux normaux. Cependant, chez le malade opéré depuis six ans, ce ralentissement était très diminué.

L'hypotonie, très accentuée quinze jours après l'opération (4 à 5 divisions du tonomètre Fick-Ostwald), est complètement disparue vers le soixante-dixième jour ;

La suppression de la secrétion sudorale persiste parfois après huit ou dix mois ; sa réapparition sur la moitié de la face correspondant à la sympathectomie, semble liée à des phénomènes de suppléance exercés par le sympathique du côté opposé.

(1) JONNESCO ET FLORESCO. — Phénomènes observés après la résection du nerf sympathique cervical chez l'homme. — *Journal de Physiologie et de Pathologie générale*. 13 Septembre 1902.

L'hypersécrétion nasale, salivaire, lacrymale, l'hy-peresthésie cutanée sont des phénomènes peu durables.

L'élimination de l'azote redevient normale après 25 à 40 jours.

Jamais on n'a constaté d'altérations rétiniennes à l'examen ophtalmoscopique, ni de modifications des milieux de l'œil; les muscles de la face ont toujours conservé des réactions électriques normales ; il n'y a eu chez ces opérés ni troubles trophiques, ni influence sur le développement physique et intellectuel (même chez des sujets de 13, 15 et 17 ans).

**

Nous allons maintenant rechercher si la clinique nous fournit des exemples chez l'homme, d'accidents ou de troubles trophiques analogues à ceux que nous avons vu se produire chez différents animaux à la suite des sections ou des résections du sympathique cervical.

Si nous consultons à cet égard les observations des chirurgiens, qui ont fait dans ces dernières années de très nombreuses opérations de ce genre, chez des basedowiens, des épileptiques et des glaucomateux, nous constatons que jamais leurs malades n'ont présenté de troubles trophiques après la sympathectomie.

M. le professeur Jaboulay nous a dit n'avoir jamais observé aucun accident chez des opérés qu'il a pu suivre pendant un temps assez long.

Jonnesco (1) arrive aux mêmes conclusions au sujet des

(1) Jonnesco. — Résection du sympathique cervical dans l'épilepsie, le goitre exophtalmique et le glaucome. *Archives des Sciences Médicales.* Paris 1899, p. 275.

suites éloignées de la sympathectomie : « Pas le moindre
trouble trophique, dit-il, pas d'influence sur l'état général ni sur l'état psychique... » et ces conclusions sont
reproduites dans son mémoire publié en collaboration
avec Floresco (1).

A côté de cette grande quantité de faits négatifs, nous
avons réuni un certain nombre d'observations qui méritent
tout au moins d'être discutées.

C'est ainsi qu'à une séance de la Société de biologie (2),
Déjerine accusait la sympathectomie pratiquée par Chipault sur une enfant épileptique, d'avoir été la cause
déterminante d'une asymétrie faciale, survenue depuis
l'opération, chez cette malade.

Bellencontre (3) a publié un cas de décollement de la
rétine chez un malade atteint de goître exophtalmique
qui, ayant subi, le 3 août 1897, une résection des ganglions cervicaux supérieur et inférieur du côté droit, et
une simple section du sympathique à gauche, présenta,
dès le 9 décembre, une légère cataracte polaire postérieure sur son œil droit.

Une semaine après, on constata un soulèvement de la
rétine à la partie supéro-externe du globe oculaire droit,
sans cause capable d'expliquer ce décollement (ni syphilis,
ni albuminurie, ni diabète, ni traumatismes. Pas de lésions

(1) JONNESCO et FLORESCO. — Phénomènes observés après la résection du nerf sympathique cervical chez l'homme.

(2) CHIPAULT. — A propos de la sympathectomie dans l'épilepsie.
C. R. de la Société de Biologie, n° 28, 1899.

(3) BELLENCONTRE. — Décollement tardif de la rétine après résection
du sympathique cervical pour goître exophtalmique. Bulletin de la
Société française d'ophtalmologie, 1901.

rétino-choroïdiennes.) Les jours suivants, extension du décollement et désorganisation complète de la rétine, avec marche parallèle de la cataracte. L'œil gauche resta sain.

Gruenning (1) a publié l'observation recueillie par Weecks d'un jeune homme de vingt-un ans, qui, sans cause apparente, avait une atrophie de l'œil droit, en même temps que des symptômes de paralysie du sympathique cervical du même côté, c'est-à-dire du myosis et un rétrécissement de l'ouverture palpébrale, mais sans enophtalmie. La partie droite de la face paraissait plus petite que la partie gauche.

Il rapporte aussi le cas d'une femme de cinquante-cinq ans présentant en même temps que du myosis et du ptosis à l'œil droit, de l'anidrose et de l'applatissement de la face du même côté.

La thèse de Barrel (2) nous fournit cinq observations :

La première, due à Seeligmuller, concerne un enfant de neuf mois atteint de paralysie complète du bras droit consécutive à une fracture du col de l'humérus et de la clavicule pendant l'accouchement, et d'une hématrophie faciale droite. Cet enfant présentait en outre : un rétrécissement de la fente palpébrale et du myosis du côté droit, paraissant résulter d'une lésion des rameaux sympathiques que fournit la dernière racine du plexus brachial.

Dans l'observation II, Seeligmuller rapporte l'histoire

(1) GRUENNING. — Un cas d'affection du sympathique cervical lié à des troubles oculo-pupillaires. *Annales d'oculistique.* Mai, 1893.

(2) BARREL. — De l'hémiatrophie faciale dans ses rapports avec les lésions du ganglion cervical inférieur. Thèse : Lyon 1902.

d'un malade qui, blessé d'un coup de feu dans la région sus-claviculaire gauche, eut immédiatement le bras gauche paralysé. Neuf mois après cet accident, on constata chez ce sujet une maigreur plus grande du côté gauche de la face, coïncidant avec des phénomènes oculo-pupillaires identiques à ceux qui suivent la section du sympathique cervical.

Les observations III, IV et VI, recueillies par le Dr Bouveyron, concernent trois malades ayant présenté une hémiatrophie cervico-faciale avec sécheresse de la peau et suppression de la secrétion sudorale, à la suite d'une poussée de tuberculose pleuro-pulmonaire du sommet correspondant, ayant peut être lésé le ganglion cervical inférieur. Mais, pour confirmer cette hypothèse, il manque des constatations anatomiques d'autant plus nécessaires que les malades en question n'ont présenté ni les signes d'une irritation (mydriase, vaso-constriction), ni ceux d'une destruction du sympathique cervical, symptômes qui se manifestent lorsque des lésions de pachypleurite intéressent le ganglion cervical intérieur (Souques) (1).

Dans l'observation V, il s'agit d'un malade présentant une atrophie du côté droit de la face avec diminution de la secrétion sudorale, pâleur, refroidissement de ce même côté, myosis et énophtalmie légère de l'œil droit. L'autopsie a montré des lésions tuberculeuses des deux poumons avec pachypleurite englobant le ganglion cervical inférieur. (Observations du Dr Jacquet).

____

(1) Souques. Syndrome oculo-pupillaire dans la tuberculose du sommet du poumon. *Bulletin de la Société médicale des Hôpitaux de Paris*, 29 mai 1902.

L'attention de plusieurs auteurs a été attirée par la coexistence répétée de certains processus morbides avec des altérations du sympathique cervical.

Lodato (1) dans deux cas de glaucome, a constaté des altérations microscopiques et histologiques du ganglion cervical supérieur du même côté (foyers hémorragiques et sclérose).

Gallenga (2), déjà en 1885, signalait, chez des enfants atteints d'hydrophtalmie congénitale en même temps que de malformations dentaires et de troubles vaso-moteurs du visage, des lésions du sympathique cervical, et considérait le glaucome infantile comme le résultat de troubles vaso-moteurs de l'œil.

Angelucci (3), reprenant cette hypotèse, cite à l'appui, des observations dans lesquelles les accidents oculaires étaient accompagnés de phénomènes vaso-moteurs anormaux, de secrétion abondante du mucus nasal et conjonctival, de malformations dentaires, d'accélération cardiaque, Quelques-uns de ces cas d'hydrophtalmie congénitale furent suivis de l'atrophie du bulbe oculaire.

Fage (4) a vu chez une jeune fille atteinte de goître exoptalmique la résection des deux chaines sympathiques

(1) Lodato. La simpactectomia cervicale nel glaucoma. *Archivio di Ottalmologia*, vol. VIII, fasc. IX-X.

(2) Gallenga. Dell' idroftalmia congenita. *Annali di Ottalmologia*, 1885.

(3) Angelucci. Sui disturbi del mecanismo vascolare che si riscontrano nei malati di idrophtalmia sia congenita che acquisita. *Archivio di Ottalmologia*, 1891, vol. II, fasc. I-II.

(4) Fage. *Bulletin de la Société Française d'ophtalmologie*. A propos de la communication citée de Bellencontre.

cervicales dans toute leur longueur être suivie au bout de quelques mois de troubles trophiques des deux cornées.

Arnozan (1), dans sa thèse d'agrégation, rapporte que dans deux cas de goître exophtalmique, on a trouvé huit fois des altérations du cordon sympathique cervical.

(1) ARNOZAN. Des lésions trophiques consécutives aux maladies du système nerveux. Thèse d'agrégation, 1880.

CHAPITRE II

Expériences personnelles

Une des conditions indispensables de toute expérimentation rigoureuse étant la connaissance exacte de tous les facteurs qui entrent en cause, voici d'abord l'exposé de notre technique.

Pour toutes nos expériences, l'acte opératoire a été effectué selon les règles de l'asepsie chirurgicale la plus absolue. Stérilisation des instruments à l'étuve, mains nettoyées au savon, à l'alcool et au sublimé ; même procédé pour le champ opératoire préalablement rasé.

Les chats ont été anesthésiés à l'éther, les autres animaux opérés sans anesthésie.

Les animaux étant fixés sur le dos, la tête en extension forcée, après incision de la peau et de l'aponévrose sur la ligne médiane de la région sous hyoïdienne dans ses deux tiers supérieurs, on plaçait un écarteur attirant au-dehors les muscles sous hyoïdiens d'un seul côté du cou, ce qui découvrait le paquet vasculo-nerveux. L'artère carotide primitive étant séparée du pneumogastique avec une pointe mousse, le sympathique apparaissait, accolé au pneumogastique et en dedans de lui. On sectionnait alors le filet sympathique à la partie moyenne du cou, ou bien on pratiquait la résection du ganglion cervical supérieur en le cherchant entre la carotide et la pneumogastrique, au-dessus de l'émergence du laryngé supérieur.

La plaie était fermée par une suture de la peau seule.

Les animaux ont été ensuite conservés dans les conditions de vie habituelle à leur espèce, sans soins spéciaux.

Ils ont été tués par inhalation de chloroforme, et les constatations de l'autopsie ont été faites d'abord sur l'œil (entier et ensuite sectionné suivant son équateur), puis sur les autres organes, immédiatement après la mort.

CHAT N° 1

Femelle née le *9 septembre 1901*.
Nourrie par la mère jusqu'au 15 octobre 1901.
— 18 octobre 1902.— Poids 0 kilog. 522.

Section du cordon sympathique cervical gauche.

L'artère carotide étant réclinée en dedans, le cordon sympathique est isolé du pneumogastrique avec une pointe mousse et sectionné d'un coup de ciseaux à un centimètre environ au dessous du ganglion cervical supérieur.

Durant l'opération, très courte, l'animal n'a pas perdu de sang.

Après l'opération on constate :

Le rétrécissement très considérable de la pupille gauche.

Le retrait de l'œil gauche dans la cavité orbitaire.

J. Beyne.

3

Le rétrécissement de la fente palpébrale gauche qui est allongée transversalement.

La parésie de la troisième paupière gauche qui arrive à recouvrir le tiers interne de la cornée.

Les phénomènes vaso-moteurs classiques : vaso-dilatation du côté gauche de la tête avec élévation de la température cutanée de ce même côté; dilatation très marquée des vaisseaux du pavillon de l'oreille gauche; teinte rosée de la conjonctive de l'œil gauche; la face inférieure de la langue est rouge dans sa moitié gauche tandis que la muqueuse de la joue et des lèvres a conservé son aspect normal.

La palpation digitale ne permet pas de se rendre compte de l'état de la tension oculaire.

— 19 octobre.— L'animal est très bien portant.

Les phénomènes notés hier persistent sans modifications cependant la troisième paupière empiète encore plus sur la face antérieure de la cornée gauche.

Le réflexe cornéen est normal : les réflexes pupillaires sont conservés (la pupille gauche réagit beaucoup plus fortement à la lumière que la droite).

— 24 octobre.— Poids de l'animal : 0 kilog. 505.

La vaso-dilatation et l'élévation de température du côté gauche de la tête commencent déjà à s'atténuer. Les phénomènes oculo-pupillaires gardent toute leur intensité.

Les points de suture sont enlevés. La guérison s'est effectuée sans suppuration.

— 7 novembre.— Poids de l'animal : 0 kilog. 780.

Les phénomènes oculo-pupillaires ne sont pas modifiés, la parésie de la troisième paupière est un peu diminuée.

Les phénomènes vaso-moteurs quoique très atténués sont encore constatables.

— 27 décembre. — Poids de l'animal 1 kilog. 180.

Le myosis, le rétrécissement de la fente palpébrale et la parésie de la troisième paupière ont gardé toute leur intensité. La tension oculaire paraît égale des deux côtés.

Les phénomènes vaso-moteurs ont disparu.

— 11 janvier 1902. — On constate que sur la face externe du pavillon de l'oreille gauche le poil paraît un peu plus court et moins dense que du côté opposé.

— 13 février. — Ce début d'alopécie n'est plus constatable.

— 24 juillet 1902. — Poids de l'animal 2 kilog. 700.

EXAMEN EXTERNE. — *Peau du crâne et de la face.* — Rien d'anormal. Poils aussi bien développés et aussi denses des deux côtés. Pas de différence de teinte.

Cavité buccale : Absolument rien d'anormal.

Narines : Pas de différence de coloration ni de dimension des narines. L'extrémité du nez présente le même aspect et le même degré d'humidité à gauche qu'à droite.

Œil : Rétrécissement toujours marqué de la fente palpébrale gauche. La face cutanée des deux paupières, la conjonctive palpébrale, les cils sont absolument normaux des deux côtés. La troisième paupière recouvre toujours le tiers interne de la cornée droite, mais ses mouvements sont conservés. Réflexe cornéen normal.

Rien à noter du côté de la cornée et de la chambre antérieure.

Le myosis et toujours très intense à gauche.

Les deux iris présentent la même coloration.

AUTOPSIE. — Rien à signaler du côté de la peau, des muscles e s vaisseaux, du crâne, de la face et du cou.

Le *sympathique* est normal à droite. Du côté gauche, le ganglion cervical supérieur est notablement plus petit que celui du côté opposé. De son pôle inférieur part un filet nerveux long de 1 centimètre se perdant dans le tissu cellulaire. Le bout inférieur du sympathique qui est facilement retrouvé accolé au pneumogastrique, présente une section nette.

Les *glandes salivaires* sont normales. La parotide gauche est un peu plus pâle que la droite.

	Poids
Parotide droite	1 gr. 31
— gauche	1 gr. 26
Sous-maxillaire droite	0 gr. 45
— gauche	0 gr. 44
Corps thyroïde côté droit	0 gr. 13
— côté gauche	0 gr. 13

Cavité buccale. — Muqueuse saine dans toute son étendue. Dents bien conformées, régulièrement implantées et égales des deux côtés. Langue, pas d'anomalie du côté de la muqueuse, pas d'atrophie musculaire. Voûte palatine symétrique avec saillies papillaires aussi accusées à gauche qu'à droite.

Larynx. Pharynx. — Rien d'anormal.

Œil. — Conjonctives, muscles, nerfs optiques: normaux. Globes oculaires.

	O. D.	O. G.
Poids	4 gr. 58	4 gr. 64
Diamètre vertical	20 mil. 5	20 mil. 5
— transversal . . .	21 mil.	21 mil.
— antéro-postérieur.	20 mil.	20 mil.

Aucune différence appréciable dans les dimensions, ni dans la coloration du tapis qui est jaune verdâtre au centre et vert à la périphérie. Les deux choroïdes sont également pigmentées et ne présentent pas trace d'atrophie. Rien de spécial du côté du cristallin, du corps vitré et de l'iris.

Pas de décollement rétinien.

Encéphale. — Les deux hémisphères cérébraux sont absolument semblables, les circonvolutions ont le même volume et la même disposition des deux côtés. Les vaisseaux ont les mêmes dimensions.

Le cerveau droit pèse	8 gr. 36
Le cerveau gauche	8 gr. 61

Tubercules quadrijumeaux égaux des deux côtés.
Cervelet normal.

Squelette du crâne et de la face. — Absolument normal.

CHAT N° 3

Mâle, né le *15 mars 1902*, nourri par sa mère jusqu'au 16 mai.

— 2 avril 1902. — Poids de l'animal : 0 kil. 340.

Résection du ganglion cervical supérieur droit. — Le ganglion sympathique étant isolé du ganglion du pneumogastrique situé en dehors de lui, on coupe les filets nerveux qui naissent de son pôle supérieur et on le libère en sectionnant le cordon sympathique cervical à quelques millimètres plus bas.

Durée de l'opération : quinze minutes.

Après l'opération. — L'animal a une syncope. Les mouvements respiratoires reprennent après trois minutes de tractions rythmées de la langue. Pendant l'heure qui suit l'animal reste inerte et ne présente aucun des phénomènes de la section du sympathique.

Deux heures après on constate :

Un myosis extrèmement intense du côté droit.

Un rétrécissement notable de la fente palpébrale droite.

La parésie de la troisième paupière droite qui couvre presque complètement la pupille de ce côté.

Une vaso dilatation et une élévation de température très nettes du côté droit de la face et du crâne.

Le réflexe cornéen et le réflexe pupillaire à la lumière sont normaux des deux côtés.

— 12 avril. — Guérison sans suppuration. Les fils de suture sont enlevés.

— 16 mai. — Poids de l'animal : 0 kil. 915.

Le myosis de l'œil droit est bien diminué mais l'inégalité pupillaire est encore très nette.

La fente palpébrale droite reste rétrécie.

La troisième paupière a presque complètement repris sa position normale.

Les phénomènes vaso-moteurs sont peu apparents.

— 23 juillet 1902. — Poids de l'animal : 1 kil. 150.

EXAMEN EXTERNE. — *Peau et poils du crâne et de la face.* — Il n'y a pas entre les deux côtés de différences appréciables comme longueur, densité et coloration des poils. Les vaisseaux de l'oreille droite sont un peu plus larges que ceux du côté opposé.

Cavité buccale. — Muqueuse normale. On observe une petite croûtelle sur la partie droite de la lèvre inférieure (cette érosion paraît être d'origine traumatique).

Narines. — La narine droite paraît un peu plus étroite que la gauche.

Œil. — Fente palpébrale droite notablement plus étroite que la gauche. La troisième paupière n'a pas entièrement repris sa place mais ses mouvements sont conservés. Pas de différence de coloration de deux iris. Le myosis de l'iris droit est toujours net. Le réflexe pupillaire à la lumière est normal à droite : le réflexe à la douleur n'a pu être recherché ; l'hippus physiologique est un peu diminué à droite. Réflexe cornéen normal.

AUTOPSIE. — Rien de notable du côté de la peau, des muscles et des vaisseaux.

Sympathique normal à gauche. Le ganglion cervical supérieur droit manque.

Glandes salivaires. — La parotide droite est moins volumineuse et beaucoup plus pâle que la gauche.

	Poids
Parotide, côté droit	0 gr. 43
— côté gauche	0 gr. 81
Sous-maxillaire, côté droit	0 gr. 25
— côté gauche . . .	0 gr. 24

Corps thyroïde. — Normal.

Côté droit.	0 gr. 40
Côté gauche.	0 gr. 40

Cavité buccale. — Mêmes constatations que dans l'observation précédente.

Œil. — Globes oculaires. Présentent des deux côtés le même aspect extérieur.

	O. D.	O. G.
Poids	3 gr. 18	3 gr. 11
Diamètre vertical	18 mil.	18 mil.
Diamètre transversal . . .	18 mil.	18 mil.
Diamètre antéro-postérieur	18 mil. 6	18 mil. 5

La coloration et les dimensions du tapis sont absolument semblables pour les deux yeux. Les choroïdes sont également pigmentées et ne présentent pas de traces d'atrophie. La rétine, le cristallin et le corps vitré ne présentent rien d'anormal du côté droit.

Encéphale. — Les deux hémisphères cérébraux sont absolument semblables :

Poids du cerveau droit   8 gr. 52
Poids du cerveau gauche   8 gr. 35

Les circonvolutions ont des dimensions égales des deux côtés.

Pas de dystrophie des tubercules quadri jumeaux droits ni du chiasma de nerfs optiques.

Cervelet normal.

Squelette du crâne et de la face: Absolument normal.

CHAT N° 4

Femelle née le *15 mars 1902*.

Nourrie par la mère jusqu'au 16 mai 1902.

— 2 avril 1902.— Poids de l'animal : 0 k. 285.

Section du cordon sympathique cervical droit, au niveau de la partie moyenne de la trachée.

Durée de l'opération sept à huit minutes.

Après l'opération. — L'animal très vite remis présente :
Un myosis notable du côté droit.

Un rétrécissement très marqué de la fente palpébrale droite.

Une parésie de la troisième paupière droite dont le bord libre ne couvre cependant pas la fente pupillaire.

Une vaso-dilatation et une élévation de la température cutanée du côté droit, de la face et du crâne (la conjonctive de l'œil droit est très rouge; la muqueuse buccale a gardé sa teinte normale).

Le réflexe cornéen et le réflexe pupillaire à la lumière sont normaux des deux côtés.

— 13 avril.— Les fils sont enlevés, la réunion s'est faite par première intention.

— 16 mai.— Poids de l'animal : 0 kil. 920.

Le myosis de l'œil droit est très diminué. L'inégalité pupillaire quoique appréciable est moins accentuée que chez le chat n° 3.

La troisième paupière a repris sa position normale.

Les phénomènes vaso-moteurs sont peu apparents.

— 20 juillet 1902.— Poids de l'animal 1 kil. 150.

EXAMEN EXTERNE. — *Crâne et face :* Les poils sont aussi développés et aussi denses des deux côtés; la teinte générale est la même. Les vaisseaux des oreilles ne présentent pas de différences de calibre.

Cavité buccale et narines absolument normales.

Œil. — Rétrécissement à peine marqué de la fente palpébrale droite. Paupières normales. La troisième paupière du côté droit n'est plus parésiée et ses mouvements sont complets.

La cornée est saine. Réflexe cornéen égal des deux côtés; myosis de l'iris devenu inappréciable; pas de différence de coloration des deux iris. Le réflexe pupillaire à la lumière et l'hippus physiologique sont égaux des deux côtés; le réflexe à la douleur n'a pu être recherché.

AUTOPSIE. — La peau et le système musculaire ne présentent rien d'anormal.

Sympathique : Normal à gauche. Du côté droit on constate une légère diminution de volume du ganglion cervical supérieur et une brusque interruption du cordon sympathique au niveau du cartilage cricoïde.

Glandes salivaires : Ne présentent aucune différence de volume ni d'aspect extérieur entre les deux côtés :

	Poids
Parotide droite	0 gr. 85
Parotide gauche	0 gr. 92
Sous-maxillaire droite	0 gr. 22
— gauche	0 gr. 24

Corps thyroïde normal. Les deux lobes pèsent chacun 0 gr. 11.

Cavité buccale : Mêmes constatations que dans l'observation précédente.

Œil : Les conjonctives, les muscles, les nerfs optiques ne présentent rien d'anormal.

Les globes oculaires sont absolument semblables comme forme, aspect et volume.

	O. D.	O. G.
Poids	3 gr. 29	3 gr. 26
Diamètre vertical	18 mill. 2	18 mill. 2
Diamètre transversal	18 mill. 3	18 mill. 5
Diamètre antéro-postérieur	18 mill. 1	18 mill. 2

Même coloration et mêmes dimensions du tapis dans les deux yeux.

La choroïde droite est aussi pigmentée que celle de l'œil gauche, le cristallin, le corps vitré sont normaux des deux côtés. Pas de traces de décollement rétinien.

Encéphale. — Les deux hémisphères cérébraux ont même volume et même conformation.

Poids de l'hémisphère droit	9 gr. 22
Poids de l'hémisphère gauche	9 gr. 16

Les tubercules quadrijumeaux sont égaux des deux côtés. Cervelet normal.

Squelette du crâne et de la face. Tout à fait normal et symétrique.

COBAYE N° 9

Mâle né le 9 février 1902.

— 12 mars 1902.— Poids de l'animal, 0 kg. 227.

Section du cordon sympathique cervical du côté droit à quelques millimètres au-dessous du ganglion cervical supérieur. Après l'opération on constate un rétrécissement très marqué de la fente palpébrale droite.

Une vaso-dilatation notable du côté droit de la tête ; les vaisseaux de l'oreille droite sont très dilatés ; la conjonctive de l'œil droit est rosée.

Mais pas de modifications appréciables de l'iris du côté opéré.

— 22 mars 1902.— On enlève les fils de suture. Guérison sans incidents. L'ouverture pupillaire droite est un peu rétrécie.

— 28 avril 1902.— Les phénomènes observés après l'opération ne sont pas modifiés. On ne constate aucun trouble trophique du côté opéré.

Poids de l'animal, 0 kg. 395.

— 17 juillet 1902.— Poids de l'animal, 0 kg. 598.

EXAMEN EXTERNE. — *Crâne et face.* La peau et les poils ont même aspect et même coloration des deux côtés. Les vaisseaux du pavillon de l'oreille droite ont la même dimension que ceux de l'oreille gauche.

Cavité buccale et narines normales.

Œil. — La fente palpébrale droite est un peu rétrécie. Conjonctives et cornées saines. Myosis léger à droite. Le réflexe pupillaire à la lumière et le réflexe cornéen sont égaux des deux côtés.

Autopsie. — La peau et le système musculaire ne présentent rien d'anormal.

Le paquet vasculo-nerveux du cou est, du coté droit, entouré d'un tissu conjonctif assez serré.

Le cordon sympathique cervical manque du coté droit et le ganglion cervical supérieur est très petit.

Glandes salivaires: sont normales.

Parotides : ne paraissent pas altérées. Mais il est impossible d'isoler complètement chaque glande pour la peser.

Sous maxillaires : Coté droit,   0 gr. 25.

Coté gauche, 0 gr. 26.

Corps thyroïde. — Le lobe droit enserré dans une gangue fibreuse très dense est atrophié. Il est impossible de retrouver l'artère thyroïdienne.

Lobe droit, poids . . . . 0 gr. 04
Lobe gauche — . . . . 0 gr. 12

Cavité buccale. — La muqueuse est saine dans toute son étendue, les saillies papillaires de la langue sont également bien développées des deux côtés. La musculature de la langue n'est pas atrophiée. Les dents sont bien conformées et présentent des dimensions égales des deux côtés. La voûte palatine est normale et symétrique.

Œil. — On ne constate aucune différence entre l'appareil oculaire du côté droit et celui du côté gauche.

La choroïde de l'œil droit ne présente ni dépigmentation ni atrophie.

La cornée est absolument normale.

L'ouverture pupillaire droite est restée un peu plus petite que la gauche.

Pas de différence de coloration du tapis.

Pas de traces de décollement rétinien.

Globes oculaires :   O. D.   O. G.
Poids . . . .   0 gr. 49   0 gr. 48

Encéphale. — Cerveau normal et symétrique.

Hémisphère droit : poids, ... 1 gr. 51

— gauche — . . . . . 1 gr. 52

Tubercules quadrijumeaux droits aussi développés que ceux du côté opposé.

Cervelet normal.

Squelette du crâne et de la face. — Absolument symétrique et sans traces d'atrophie.

COBAYE N° 10

Femelle née le 9 février 1902.

— 12 mars 1902. — Poids de l'animal : 0 kil. 202.

Résection du ganglion cervical supérieur droit en même temps que 10 ou 15 millimètres du cordon cervical qui lui fai suite.

Après l'opération. — On observe :

Un rétrécissement assez marqué de l'ouverture palpébrale droite.

Un myosis très net de l'iris droit.

Une vaso-dilatation très considérable du côté droit du crâne et de la face ; le pavillon de l'oreille est très rouge, la conjonctive est fortement injectée, la narine est rosée.

— 22 mars 1902. — On enlève les points de suture : réunion par première intention.

— 28 avril. — Poids de l'animal 0 kil. 365.

Les phénomènes post-opératoires ont conservé toute leur intensité, l'oreille droite est très rouge et présente des plaques de desquamation plus abondantes que celle du côté opposé.

11 juillet 1902. — Poids de l'animal : 0 kil. 505.

EXAMEN EXTERNE. — *Crâne et face*. — La peau et les poils ont même aspect des deux côtés. Les vaisseaux de l'oreille droite sont un peu plus larges que ceux de l'oreille gauche.

Œil. — Fente palpébrale droite un peu rétrécie. Le myosis persiste toujours. Les conjonctives présentent la même coloration des deux côtés.

Cornée et chambre antérieure. Rien d'anormal.

AUTOPSIE. — La peau, le système musculaire, les vaisseaux et nerfs du cou ont un égal développement des deux côtés.

Le ganglion cervical supérieur manque du côté droit.

Glandes salivaires.

Parotides ont le même volume du côté droit et du côté gauche.

Sous-maxillaires normales :

  Côté droit, poids . . . . 0 gr. 26

  Côté gauche — . . . . 0 gr. 30

Corps thyroïde :

  Lobe droit, poids . . . . 0 gr. 18

  Lobe gauche — . . . . 0 gr. 18

Cavité buccale. — Mêmes constatations que chez l'animal précédent.

Œil. — Le nerf optique droit est normal.

Les deux choroïdes présentent le même degré de pigmentation.

Le tapis de l'œil droit est peut-être un peu plus clair que celui du côté opposé.

Pas de traces de décollement rétinien, ni d'altérations du vitré.

  Globes oculaires :   O. D.   O. G.

   Poids. . . . . 0 gr. 44 0 gr. 445

Encéphale. — Normal.

Cerveau. — Hémisphère droit, poids. . 1 gr. 37

       Hémisphère gauche — . . 1 gr. 30

Tubercules quadrijumeaux ne présentent aucune atrophie.

Squelette de la face et du crâne. — Normal et symétrique.

COBAYE N° 11

Mâle. Né le 9 février 1902.

— 12 mars 1902.— Poids de l'animal : 0 kg. 175.

Résection du ganglion cervical supérieur gauche.

Après l'opération. — On constate :

Un rétrécissement important de la fente palpébrale gauche.

Un rétrécissement à peine sensible de la pupille gauche.

Une vaso-dilatation du coté gauche de la face, bien nette au niveau de la conjonctive mais très peu apparente sur le pavillon de l'oreille dont la peau est très pigmentée de noir.

— 22 mars 1902.— On enlève les fils de la suture cutanée.

— 28 avril 1902. — Poids de l'animal : 0 kg. 372.

Pas de modifications aux phénomènes précédemment constatés.

— 19 juillet 1902.— Poids de l'animal : 0 kg. 482.

EXAMEN EXTERNE. — *Crâne et face.* Même aspect des deux cotés.

La vaso-dilatation de la moitié gauche est disparue.

Œil. — Fente palpébrale toujours rétrécie du coté gauche. L'iris de ce même coté présente un léger degré de myosis. — Cornée et chambre antérieure : Rien d'anormal.

AUTOPSIE. — La peau et le système musculaire sont aussi bien développés d'un côté que de l'autre.

Le ganglion cervical supérieur gauche manque.

Glandes salivaires. — Parotides bien conformées, présentent le même volume et le même aspect des deux côtés.

Sous-maxillaires : droite, poids. . 0 gr. 26

— : gauche — . . 0 gr. 25

Corps thyroïde. — Le lobe droit est notablement plus petit que celui de gauche, mais à le même aspect.

Lobe droit, poids . . . . 0 gr. 08

Lobe gauche — . . . . 0 gr. 12

Cavité buccale. — Mêmes constatations que pour le cobaye n° 9.

Œil. — Conjonctives, muscles : rien d'anormal. Nerfs optiques, même développement des deux côtés ; choroïdes également pigmentées.

Pas de différence de coloration entre les deux tapis.

Pas de traces de décollement rétinien, ni d'altération du vitré.

Poids des globes oculaires :   O. D. . . . 0 gr. 46

    —   —   O. G. . . . 0 gr. 47

Encéphale. — Cerveau bien conformé et symétrique.

Poids des hémisphères, côté droit . . . . 1 gr. 44

    —   —   côté gauche . . . 1 gr. 46

Tubercules quadrijumeaux et cervelet : normaux.

Squelette de la face et du crâne. — Bien conformé et absolument symétrique.

LAPIN N° 3

Femelle née le 1er octobre 1901.

— 14 novembre 1901.— Poids de l'animal : 1 kil. 120.

Résection du ganglion cervical supérieur droit. — Après l'opération on observe :

Un rétrécissement très marqué de la pupille droite.

Un rétrécissement de la fente palpébrale droite.

Une vaso-dilatation peu intense du côté droit de la tête dont l'élévation de température est aussi très minime ; les conjonctives ne présentent pas une différence de teinte bien notable.

L'œil droit ne paraît pas enfoncé dans l'orbite.

La troisième paupière est à sa place normale, mais ses mouvements sont moins amples du côté droit.

Réflexe cornéen et réflexes pupillaires égaux des deux côtés.

— 17 novembre.— Myosis très diminué. Phénomènes vasomoteurs du côté droit devenus inappréciables.

L'ouverture palpébrale droite reste très rétrécie.

— 22 novembre. — L'animal est dans le même état, on enlève les fils de suture cutanée, guérison sans incidents.

— 27 décembre 1901. — La vaso-dilatation du côté droit de la tête est complètement disparue.

Le myosis quoique diminué est encore net.

La fente palpébrale droite reste plus étroite que celle de gauche.

Poids de l'animal : 1 kil. 270.

— 28 avril 1902. — Pas de modifications aux phénomènes constatés en décembre.

Poids de l'animal : 1 kil. 515.

— 15 juillet 1902. — Poids de l'animal 2 k. 330.

EXAMEN EXTERNE. — La peau et les poils sont absolument semblables des deux côtés du crâne et de la face. Il n'y a plus aucune trace de troubles vaso-moteurs du côté droit.

Œil. — Les ouvertures palpébrales ont mêmes dimensions. Le myosis de l'iris droit n'existe plus. Paupières, conjonctives, cornées : normales des deux côtés.

AUTOPSIE. — La peau et les muscles présentent un égal développement des deux côtés.

Ganglion cervical supérieur. — Manque du côté droit.

Glandes salivaires. — Parotides : la droite a peut-être un volume un peu moindre que la parotide gauche, mais l'appréciation est très difficile à cause de l'éparpillement des lobes de la glande.

Sous-maxillaires également bien développées.

Poids : côté droit 0 gr. 50; côté gauche 0 gr. 54.

Corps thyroïde. — Pas de différence de volume entre les côtés.

Poids : côté droit 0 gr. 09; côté gauche 0 gr. 12.

Cavité buccale. — Muqueuse absolument saine; musculature de la langue égale des deux côtés; dents bien conformées ayant mêmes dimensions à droite et à gauche. Voûte palatine normale et symétrique.

OEil. — Les conjonctives sont saines. Les muscles et les nerfs optiques ont même développement des deux côtés.

Les deux globes oculaires ont même aspect et même volume.

	O. D.	O. G.
Poids	2 gr, 98	2 gr. 92
Diamètre vertical.	19 mill.	19 mill.
Diamètre transversal , . .	18 mill.	18 mill. 1
Diamètre antéro-postérieur	17 mill.	16 mill. 8

La coloration du tapis, la pigmentation de la choroïde, l'aspect du corps vitré, sont exactement semblables dans les deux yeux. Pas de traces de décollement rétinien ; pas d'atrophie de la choroïde.

Encéphale. — Les deux hémisphères sont bien conformés et égaux. Poids : côté droit 3 gr. 80 ; côté gauche 3 gr. 62. Les tubercules quadrijumeaux et le cervelet sont normaux.

Squelette de la face et du crâne. — Normalement conformé et symétrique.

LAPIN N° 4

Femelle née le 1er octobre 1901.

27 novembre 1901. — Poids de l'animal 1 kil. 060.

Section du cordon sympathique cervical droit. — Après l'opération on observe :

Un rétrécissement très marqué de la pupille droite qui prend la forme d'un fuseau très renflé à axe vertical.

Un rétrécissement de la fente palpébrale droite.

Une vaso-dilatation légère du côté droit de la face et du crâne.

— 27 décembre. — Persistance absolue des phénomènes oculo-pupillaires.

Disparition complète des troubles vaso-moteurs.

Poids de l'animal, 0 kil. 955.

J. Beyne.

— 28 avril 1902. — Poids de l'animal 1 kil. 100. Aucun trouble trophique appréciable du côté droit de la face et du crâne. Aucune altération de l'œil droit.

— 30 juin 1902. — L'animal est mort ce matin.

L'autopsie n'a pu être faite.

LAPIN N° 3

Mâle né le 1er octobre 1901.

— 27 novembre 1901. — Poids de l'animal 0 kil. 935.

Résection du ganglion cervical supérieur droit. — Après l'opération on constate :

Un rétrécissement intense de la pupille droite qui prend la forme d'un fuseau très renflé à grand axe vertical.

Un rétrécissement marqué de la fente palpébrale droite.

Une vaso-dilatation intense du côté droit de la tête (l'oreille droite et très rouge et très chaude la conjonctive de l'œil droit est rosée).

La troisième paupière ne semble pas parésiée.

Le réflexe cornéen et le réflexe pupillaire à la lumière sont égaux des deux côtés.

— 7 décembre 1901. — Enlèvement des sutures; réunion par première intention.

— 27 décembre 1901. — Le myosis de l'iris droit a diminué, mais l'inégalité pupillaire est encore notable.

La fente palpébrale droite reste plus étroite que la gauche.

Les phénomènes vaso-moteurs persistent.

Pas de troubles trophiques.

Poids de l'animal : 0 kil. 910.

— 28 avril 1902. — Poids de l'animal : 1 kil. 645.

— 16 juillet 1902. — Poids de l'animal : 2 kil. 420.

Examen externe. — Les poils du côté droit de la tête ont même aspect, même coloration et même densité que ceux du côté gauche. Les troubles vaso-moteurs ont complètement disparu.

Œil. — Fente palpébrale droite plus étroite. Myosis très accentué de l'iris droit. Conjonctive et cornée droites : normales.

Autopsie. — Peau saine. Muscles de la tête également développée des deux côtés.

Ganglion cervical supérieur manque du côté droit.

Glandes salivaires. — Parotides : présentent le même volume à droite et à gauche.

Sous-maxillaires également bien développées. Poids : côté droit, 0 gr. 49 ; côté gauche, 0 gr. 54.

Corps thyroïde. — Poids : côté droit, 0 gr. 08 ; gauche, 0 gr. 09.

Cavité buccale. — Mêmes constatations que chez le lapin n° 3.

Œil. — Conjonctives saines. Muscles normaux. Globes oculaires absolument semblables.

	O. D.	O. G.
Poids.	2 gr. 99	2 gr. 94
Diamètre vertical	18 mill.	18 mill.
Diamètre transversal. . . .	19 mill.	18 mill. 9
Diamètre antéro-postérieur.	17 mill.	17 mill.

Même coloration du tapis des deux côtés. Pas de différence de pigmentation des choroïdes. Pas de traces de décollement rétinien.

Encéphale. — Poids des hémisphères : côté droit, 3 gr. 35 ; côté gauche, 3 gr. 20.

Les tubercules quadrijumeaux et le cervelet ne présentent rien d'anormal.

Squelette de la face et du crâne. — Normal et symétrique.

TABLEAU

où sont exprimées en millimètres les dimensions comparées des deux moitiés du squelette de la tête chez les animaux des expériences précédentes.

	Chat n° 1		Chat n° 3		Chat n° 4		Cobaye n° 9		Cobaye n° 10		Cobaye n° 11		Lapin n° 3		Lapin n° 2	
	C. dr.	C. g.	C. dr.	C. g.	C. dr.	C. g.	C. dr.	C. g.	C. dr.	C. g.	C. dr.	C. g.	C. dr.	C. g.	C. dr.	C. g.
Diamètre occipito-nasal	75.5		67.5		67 »		59.8		57.1		57.6		80 »		84 »	
Diamètre bimalaire	54 »		46.6		45.5		28.4		27.3		28.4		39.5		40.5	
Diamètre bimastoïdien	31.2		30 »		34 »		23.4		22.2		23.5		30.2		29.5	
Largeur des os propres du nez à leur partie moyenne	3.7	3.7	2.3	2.3	2.4	2.4	5.2	5.2	4.9	4.9	5.2	5.2	7.8	7.6	8	7.9
Largeur des frontaux à 2 millim. en avant de l'orbite							10.2	9.5	9 »	8.9	9.2	9.3				
Largeur de la branche montante du maxillaire supér.	10.7	10.3	7.7	7.7	9.3	9 4										
Diamètre transversal de l'ouverture orbitaire	25.2	25.2	22.5	22 »	23.6	23.6	17 »	16.8	16.8	16.8	17.8	17 »	26 »	26 »	26.3	26.3
Diamètre vertical de l'ouverture orbitaire							11.4	11.3	9.8	9.9	9.5	9.6	21.5	21 2	21.5	21.5
Distance de l'épine nasale inférieure au rebord orbit. int.	20.8	20.8	18 »	18 »	17.7	17.7										
Disfance de la ligne médiane à l'os malaire	30.8	30.8	26 »	26.5	25.5	25.5	18.4	18.5	17.9	18 »	18 »	18 »	32.1	32 »	32.5	32.3
Distance de la selle turcique à l'arcade zygomatique	30 5	31 »	27.1	27.4	26 »	26.7	17.5	17.5	17.2	17.2	16.3	16.3	21.3	21 3	22.4	22.3
Distance du milieu de la voûte palatine à l'arcade zygom.	29.1	29.6	26 »	26.2	26.6	26.6	15 »	15.1	14.4	14.5	14.9	14.9	22.2	22.3	23.2	23.2
Largeur de l'arcade zygomatique	10 »	9.5	8.5	8.2	8.3	8.6	5.1	5.1	5.8	5.8	5.7	5.7	8.2	8.3	8.6	8.6
Longueur de l'arcade zygomatique	35.6	35.6	30.8	31 »	27 »	27 »										
Distance du milieu de la voûte palatine à la 2e molaire	15.1	15 »	14.2	14.2	13.3	13.3										
Longueur du maxillaire inférieur	51.5	51.5	44 »	44.2	44.3	44.4	59.3	60 »	58.9	59 »	59.3	59.3	63.5	63.3	65.7	66.3
Épaisseur du maxillaire inférieur	4.8	4.8	4.3	4.3	3.9	3.9	8 »	8 »	7.3	7.3	7.2	7.2	4.5	4.7	5.2	5.2
Largeur du condyle	15.5	11.6	9.6	9.9	9.7	9.7										

CHAPITRE III

Résumé et discussion

Après avoir passé en revue la série des observations et des faits expérimentaux que nous avons pu réunir, nous allons rapprocher, pour en faire l'étude comparative, les résultats obtenus.

En ce qui concerne les troubles fonctionnels observés immédiatement après la sympathectomie, les auteurs s'accordent sur leur nature, leurs conditions de production et leur sort ultérieur.

Mais cet accord cesse quand il s'agit des phénomènes qui suivent plus ou moins tardivement la section ou la résection du sympathique cervical, et nous nous trouvons en présence de résultats très dissemblables, quelquefois même contradictoires.

I

Nous constatons tout d'abord qu'il est possible de diviser les troubles trophiques observés en un certain nombre de groupes d'après la nature même de ces troubles.

1° — *Les modifications de l'organisme entier*, comprenant :

L'accélération de la croissance chez les animaux ayant subi la résection bilatérale du sympathique cervical (Floresco);

L'hypertrophie de certains organes ou appareils : corps thyroïde, capsules surrénales, appareils digestif, respiratoire, génital; et l'arrêt de développement de certains autres : peau, muscles, système nerveux central, œil, (Floresco).

2° — *Les troubles localisés au squelette de la face.* Ce sont des phénomènes d'atrophie :

Arrêt du développement et malformations dentaires chez un jeune chien (Angelucci);

Amincissement des parois du crâne chez un chat adulte (Angelucci);

Atrophie des os de la face et du crâne chez des chiens adultes (Moussu);

Hémiatrophie faciale intéressant probablement le squelette chez l'homme (Déjerine, Seeligmüller, Bouveyron, Jacquet).

3° — *Les troubles oculaires* qui sont:

A. — Les uns des faits de dégénérescence rapide ou des phénomènes inflammatoires :

Ulcérations de la cornée (Brown-Séquard : cobayes; Morat et Doyon : lapin; Fage : homme);

Altérations cristalliniennes, cataracte (Morat et Doyon : lapin; Bellencontre : homme);

Altérations de la rétine : dégénérescence des éléments nerveux (Lodato : chiens et lapins), décollement rétinien (Bellencontre : homme) ;

Modifications de l'humeur aqueuse : élévation passagère du taux de l'albumine et de l'indice de réfraction (Lodato : lapins), ; hypertension et accidents glaucomateux (Lodato, Gallenga, Angelucci : homme) ;

Altérations du ganglion ciliaire : dégénérescence de certaines cellules (Lodato : chiens) ;

Accidents du côté de la conjonctive, conjonctivite (Brown-Séquard : cobayes ; Morat et Doyon : lapin).

B. — Les autres des phénomènes d'atrophie lente ou de sclérose :

Atrophie généralisée du globe oculaire (Vulpian : cobaye ; Angelucci : deux chiens, un cobaye ; Laborde : lapin ; Weecks : homme) ;

Atrophie simple et sclérose de la choroïde et de l'iris, avec dépigmentation de la choroïde (Angelucci : deux chiens nouveaux-nés, un chat adulte, un lapin) ;

Epaississement des parois vasculaires et rétrécissement de la lumière des vaisseaux de l'iris et de la choroïde (Angelucci : deux chats, un chien, un lapin) ;

Applatissement de la cornée (Brown-Séquard : cobaye ; Angelucci : cobaye).

4° — *Les altérations du système nerveux central* consistant en atrophie simple :

Soit des hémisphères cérébraux (Brown-Séquard et Dupuy : cobayes) ;

Soit du tubercule quadrijumeau antérieur et de la pyramide bulbaire correspondante (Vulpian : cobaye).

5° — *Les troubles trophiques des téguments*

Alopécie de la face et du crâne (Angelucci : chien, chat; expérience personnelle : alopécie passagère du pavillon de l'oreille chez un chat) ;

Hyperkératose et trouble de nutrition de l'épiderme et du derme au niveau du mufle, chez le chien et le bœuf (Arloing);

Troubles trophiques de l'épiderme (Cl. Bernard : lapin);

Ulcérations de la lèvre inférieure (Morat et Doyon : chien) ;

Hypertrophie du pavillon de l'oreille (Dupuy : cobaye);

6° *Les altérations des vaisseaux et des glandes.*

Epaississement et sclérose des parois des carotides (Lépinski : lapin).

Atrophie de la parotide (Exp. personnelle : Chat n° 3).

Hypertrophie du corps thyroïde du côté opéré (Exp. personnelle: Cobaye n° 11).

Hypertrophie du corps thyroïde chez l'homme : goître, (Rapporté par Arnozan) (1).

II

Malgré l'essai d'une classification méthodique nous voyons que l'énumération de tous ces accidents ou troubles trophiques est encore fort longue.

Mais le fait intéressant à noter c'est que la diversité des phénomènes observés ne paraît en relation avec aucun des facteurs que nous allons envisager.

1° Il n'existe pas une relation étroite entre la nature des

____

(1) ARNOZAN. Thèse d'agrégation.

troubles produits et le genre d'opération pratiquée (section simple ou résection). Car l'atrophie de l'œil a été observée chez le cobaye, aussi bien par Angelucci après une résection du ganglion cervical supérieur correspondant, que par Vulpian après une simple section du sympathique au cou. Et Angelucci opérant sur le chien a observé, après une résection du ganglion, une atrophie des os de la la face que Moussu d'Alfort a pu reproduire par une section simple. Christiani a constaté les mêmes altérations du cortex cérébral chez le lapin après les deux genres d'opération.

Seule l'accélération de la croissance serait d'après Floresco spécialement en rapport avec la résection du ganglion cervical supérieur du sympathique.

2° La nature des phénomènes post-opératoires tardifs n'est pas déterminée par l'espèce des animaux qui ont servi de sujets d'expérience. En effet les altérations oculaires (atrophie du bulbe, inflammation conjonctivale) se sont produites aussi bien chez le cobaye que chez le chien et le lapin ; le chat, sans modifications macroscopiques a présenté des lésions histologiques qui ont été retrouvées également chez le chien et le lapin. L'hémiatrophie faciale a été observée surtout chez le chien, mais aussi dans une expérience sur le chat et même chez l'homme (Déjerine), De même les troubles trophiques des téguments ont affecté des animaux de diverses espèces. (Lapins, chiens, chats, bœufs, cobayes).

3° L'âge des sujets n'exerce qu'une influence très restreinte sur le genre des troubles observés. A part l'influence sur la croissance et sur le développement général de certains organes, qui ne peut se manifester que chez des animaux jeunes, l'âge de l'animal ne paraît pas déterminer la nature ou la localisation des accidents produits. Laborde a obtenu sur le lapin adulte la même atrophie oculaire qu'Angelucci avait déterminé chez des lapins opérés peu de temps après leur naissance et ce dernier auteur a vu un chat adulte et un chien très jeune présenter tous deux la même dystrophie des os et du crâne et les mêmes altérations histologiques de l'œil.

De ces constatations, nous concluons que les phénomènes observés à la suite des opérations pratiquées sur le sympathique cervical, sont, indépendament de ces variations connues des conditions expérimentales, essentiellement POLYMORPHES.

III

Considérant maintenant leur fréquence de production, nous allons essayer de montrer que ces troubles trophiques ne sont pas seulement de nature très variée, mais encore d'une remarquable inconstance.

A. — Si nous envisageons en effet les phénomènes d'atrophie du squelette de la face, nous constatons que :

1° Chez le chat, sur quatre observations (celle d'Angelucci et trois personnelles), dans une seule, celle d'Angelucci, on a noté un amincissement des os du crâne du côté de la résection du ganglion cervical supérieur, tandis que chez aucun de nos trois animaux nous n'avons relevé les moindres traces de dystrophie osseuse, comme il est facile de s'en rendre compte en consultant le tableau des mensurations.

2° Chez le lapin et chez le cobaye, ni par la section, ni par la résection du sympathique cervical, nous n'avons pu déterminer des malformations du squelette de la face et du crâne. Angelucci dans un cas a fait les mêmes constatations négatives.

3° Pour le chien, deux observations de Moussu et une d'Angelucci signalent une hémiatrophie des os de la face, mais deux autres opérés de ce dernier auteur étaient indemnes de pareils troubles.

4° Chez l'homme, en admettant comme positives les observations de Déjerine, de Seeligmuller, de Bouveyron et de Jacquet, on peut leur opposer le nombre considérable des expériences chirurgicales qui n'ont pas été suivies d'atrophie des os de la face.

B. — Considérons maintenant l'atrophie du bulbe oculaire :

1° Le chat opéré par Angelucci n'avait aucune diminution de volume de l'œil. Les trois animaux de même espèce opérés par nous présentaient entre le poids des deux yeux des différences ne dépassant pas sept centigrammes, c'est-à-dire comprises dans les limites des erreurs possibles (étant données les difficultés qu'on éprouve à débarrasser complètement un œil de sa capsule de Tenon, avant de le peser), et les mensurations de leurs globes oculaires étaient sensiblement égales ;

2° Deux cobayes ont présenté, l'un deux ans et demi (Vulpian), l'autre deux mois après l'opération (Angelucci), une diminution de 1/6 en poids de l'œil correspondant au sympathique sectionné. Par contre, nous n'avons trouvé que des différences insignifiantes (un centigramme au plus) entre les deux yeux de nos trois cobayes. (N°ˢ 9, 10 et 11);

— 60 —

3° Laborde, chez un lapin, a vu une atrophie progressive de l'œil dont le volume était diminué de moitié, six ans après l'opération, tandis que dans un cas d'Angelucci et dans nos deux expériences les résultats étaient négatifs, huit et neuf mois après l'opération (les dimensions des yeux étaient égales des deux côtés et les différences de poids ne dépassaient pas six centigrammes). Hertel, dans ses nombreuses observations de sections et de résections unilatérales du sympathique cervical chez le lapin, n'a pas constaté une seule fois des différences appréciables entre les diamètres des deux yeux ;

4° Chez le chien, deux observations d'Angelucci rapportent une diminution de volume de 1 millimètre dans tous les diamètres, du globe oculaire du côté opéré. Mais dans une troisième expérience du même auteur, l'atrophie de l'œil fait défaut, bien que les conditions de ces trois expériences paraissent très comparables. (On notait seulement dans ce dernier cas un applatissement de la cornée.)

C. — Les altérations histologiques de l'œil du côté opéré ont la même inconstance :

1° Les altérations de la choroïde et des parois de vaisseaux oculaires constatées par Angelucci sur un chat, un chien et un lapin, n'ont pas été retrouvées par Hertel dans ses nombreuses expériences sur le lapin ;

2° La rétine a toujours paruc indemne à Angelucci, tandis que Lodato y a décrit des modifications, constantes chez le lapin et chez le chien. Ce dernier attribue cette différence de résultats au fait que le professeur Angelucci n'avait pu se servir en 1894 de la méthode de Nissl pour ses examens histologiques.

D. — Les accidents inflammatoires ou dégénératifs du côté de l'œil ont été encore plus rarement observés.

Brown-Séquard a vu quelques lapins présentant des ulcérations de la cornée ; Angelucci parle d'un chien qui eut un ulcère cornéen du côté opéré d'abord, puis du côté opposé ; Page cite un cas d'ulcération des deux cornées chez l'homme, après une double résection du sympathique cervical ; Bellencontre a rapporté un cas de décollement rétinien chez un Basedowien, après sympathectomie unilatérale. Enfin l'observation de Morat et Doyon (cataracte molle avec kératite et conjonctivite) est jusqu'ici unique.

Aucun autre auteur n'a signalé d'accidents de ce genre qui, cependant, passent difficilement inaperçus.

E. — En ce qui concerne les troubles trophiques des téguments et des muqueuses, nous constatons la même divergence entre les résultats obtenus.

1° L'alopécie observée par Angelucci sur le crâne et l'oreille d'un chien et d'un chat, a existé pendant quelques jours à l'état d'ébauche chez un de nos chats (n° 1) mais n'a pu être constatée chez les autres animaux.

2° Arloing a vu sur le mufle de deux chiens une altération de l'épithélium du côté correspondant à la section du sympathique cervical, tandis qu'Angelucci et Moussu qui ont opéré plusieurs chiens ne mentionnent pas ces modifications.

3° Seule l'observation de Morat et Doyon rapporte l'apparition d'ulcérations sur la lèvre inférieure d'un chien avec œdème de cette lèvre.

F. — Quant aux observations d'atrophie des hémisphères cérébraux elles se réduisent à trois publiées par Brown-Séquard et concernent des cobayes opérés depuis dix-huit mois.

Vulpian n'a pas constaté cette hémiatrophie cérébrale chez un cobaye opéré depuis deux ans et demi. Il dit l'avoir observée dans un seul cas, mais sans donner des détails précis. Chez tous nos animaux en expérience les différences de poids entre les deux hémisphères étaient très faibles ; pour les trois cobayes en particulier elles ne dépassaient pas sept centigrammes et l'excès portait précisément sur l'hémisphère du côté opéré.

G. — Enfin dans un seul cas nous avons trouvé chez le chat la parotide du côté opéré diminuée de volume et de poids (50 p. 0/0). (L'atrophie du corps thyroïde du côté opéré chez le cobaye n° 10 paraît imputable au traumatisme chirurgical).

De notre statistique, il ressort, que tous ces phénomènes bien qu'ayant un rapport certain avec la lésion du sympathique qui les a précédés, présentent nettement un caractère contingent et comme accidentel.

Ces troubles trophiques sont donc : *variables et inconstants*.

IV

Ce qui maintenant s'impose à notre étude, c'est la recherche de l'élément causal capable d'expliquer le double caractère de diversité et d'inconstance que présentent ces troubles tardifs, après les opérations sur le sympathique cervical.

Les deux hypothèses qui s'offrent à nous sont les suivantes :

Ou bien, à l'influence de la suppression du sympathique cervical s'ajoutent un ou plusieurs facteurs dont la puissance est variable et inconstante.

Ou bien, cette suppression du sympathique a elle-même une façon variable et inconstante d'agir.

1° Quels sont les éléments dont l'intervention serait capable d'expliquer l'inconstance des troubles trophiques après la section du sympathique cervical.

A. — L'espèce animale.

B. — L'âge auquel est pratiquée l'opération.

C. — Le genre d'opération pratiquée.

Ne paraissent pas avoir sur la fréquence des troubles trophiques une influence plus sérieuse que sur leur nature.

D. — La technique opératoire mérite d'attirer notre attention car l'inflammation du foyer de l'opération peut sembler capable d'agir comme cause déterminante sur les phénomènes ultérieurs. En effet des phénomènes inflammatoires, en se propageant le long d'un tronc nerveux sectionné, peuvent aller produire des modifications fonctionnelles ou trophiques dans les cellules nerveuses qui sont en connexion avec ce nerf.

Or, la section pure et simple du sympathique cervical au cou ne fait que rompre la chaîne nerveuse qui unissait les éléments anatomiques de l'œil, des téguments, ou du squelette avec la moelle, mais ne les sépare pas des cellules sympathiques avec lesquelles ils sont en relation immédiate et qui ont peut-être sur eux une influence trophique. (Cellules sympathiques des ganglions de la tête et cellules sympathiques aberrantes). En un mot, la résection du sympathique cervical détruit un certain nombre de neurones intercalaires de la chaîne, sans attendre le neurone terminal.

Tandis qu'au contraire des phénomènes de névrite descendante produits par une inflammation paraissent capables, en se propageant le long d'un nerf sectionné, d'aller altérer les neurones sympathiques ultimes, détruisant ainsi les centres trophiques de certains tissus.

Ne pourrait-on pas supposer que les cas de section du sympathique suivis de troubles trophiques doivent ces accidents à un acte opératoire septique déterminant ultérieurement des phénomènes de névrite intense? Brown Séquard a en effet montré que dans les hémisections expérimentales de la moelle, les lésions trophiques des membres inférieurs étaient plus fréquentes et plus graves dans les cas où l'inflammation succédait au traumatisme (1).

Il était nécessaire, pour apprécier la valeur de cette hypothèse, de rechercher le rôle qu'avait pu jouer l'infection des plaies opératoires dans la production des troubles.

Nous devons à la grande amabilité de M. le professeur Angelucci, des renseignements complémentaires sur sa technique et l'assurance que tous ses actes opératoires ont été conduits avec « la piu stretta asepsi. » Si nous considérons que d'autres opérateurs ont obtenu, sans ces précautions, des résultats très analogues à ceux du pro-

(1) Rapporté par Arnozan. Thèse d'agrégation.

fesseur de Palerme, tandis que nos expériences, effectuées dans des conditions d'asepsie aussi rigoureuses que possible, n'ont eu que des résultats négatifs, nous sommes obligés de conclure que ce facteur : infection et névrite consécutive, est loin d'avoir l'importance qu'on pourrait être tenté de lui attribuer.

E. — L'influence des agents extérieurs doit être envisagée, quand il s'agit de certains troubles inflammatoires comme les kératites et les conjonctivites. Les traumatismes et les poussières sont en effet capables d'agir plus efficacement sur des tissus dont la vitalité est diminuée. Mais cette action est certainement très limitée, car nos animaux, qui ont été maintenus dans leurs conditions d'existence habituelle, n'ont présenté aucun accident de ce genre.

En résumé, l'intervention des différents facteurs que nous venons d'énumérer ne saurait nous rendre compte de l'inconstance et de la variété des troubles trophiques observés.

2° Nous devons donc essayer de chercher dans le mode d'action du sympathique lui-même l'explication qui nous échappe.

Le système nerveux agit sur la nutrition des éléments anatomiques en leur communiquant l'impulsion initiale qui détermine en eux l'évolution des phénomènes physico-chimiques, dans un sens, déterminé par la nature même de l'élément. Et les phénomènes de nutrition, ainsi mis en marche par l'énergie nerveuse, ont pour conséquence des évènements variables avec la nature de la cellule influencée : phénomènes sécrétoires s'il s'agit d'une cellule glandulaire, phénomènes mécaniques si c'est un élément de muscle. L'énergie nerveuse n'est qu'excitatrice ou inhibitrice. « Elle est cause provocatrice, elle n'est pas une cause efficiente (1) » des phénomènes trophiques.

Les tissus de l'organisme ne sont pas en relation avec différents nerfs à fonctions spécialisées : nerfs moteurs, sécrétoires, trophiques, mais uniquement avec des nerfs trophiques : excitateurs de la fonction propre de chaque élément anatomique. Les cellules musculaires voient leur nutrition dirigée par la cellule des cornes antérieures de la moelle, dont l'action détermine les phénomènes chimiques intracellulaires, qui aboutiront à la production des phénomènes mécaniques, thermiques, électriques, etc. Pour les cellules glandulaires, c'est par les filets sympathiques qu'arrive l'excitation trophique, déterminant le fonctionnement normal de ces cellules et les phénomènes sécrétoires qui en sont la conséquence. — Les cellules épithéliales, osseuses, conjonctives doivent aussi être soumises à la direction trophique du système sympathique; en effet, les altérations diverses qui suivent la section du trijumeau ou d'une racine postérieure rachidienne, ne peuvent être attribuées, ni uniquement à des troubles vaso-moteurs, ni à la suppression de fibres sensitives (2) ; il est donc nécessaire d'admettre qu'il existe, à côté des fibres sympathiques destinées aux parois vasculaires, des nerfs sympathiques commandant la nutrition des cellules épithéliales osseuses, conjonctives.

(1) Morat et Doyon. — Tome II, p. 260.
(2) Morat et Doyon : tome II.

Les troubles trophiques observés dans un tissu à la suite d'une section nerveuse peuvent résulter :

A. — Soit de la suppression de fibres nerveuses centrifuges qui dirigent la nutrition, ou de filets sensitifs qui déterminaient le réflexe trophique : dans les deux cas il y a modification de la *réception* des matériaux nutritifs ;

B. — Soit de modifications vaso-motrices, troublant *l'apport* de ces mêmes matériaux.

Essayons de voir comment peut agir la suppression du cordon sympathique cervical.

Les troubles trophiques déterminés par la section du trijumeau relèvent vraisemblablement de ce double mode d'action. En effet, les troubles vaso-moteurs ont une part certaine dans la production des accidents, comme le démontre l'atténuation de ces derniers par la section concomitante du sympathique cervical, antagoniste du trijumeau au point de vue de l'influence sur les vaisseaux de la tête.

Mais les vaso-moteurs ne sont pas seuls en cause ; la destruction de filets trophiques destinés à la peau, à la cornée, peut seule nous rendre compte des accidents graves et fréquents observés après la section du trijumeau. (Ces accidents en effet se manifestent toujours sur les mêmes tissus : les téguments, la cornée, et affectent un type toujours identique à lui-même : forme dégénérative rapide des éléments anatomiques).

Si nous considérons maintenant l'inconstance des troubles trophiques à la suite des opérations pratiquées sur le

sympathique cervical, leur diversité et la prédominance des
phénomènes d'atrophie lente et progressive paraissant
indiquer une perturbation lente mais légère de la nutrition
des éléments anatomiques, plutôt que la suspension brusque
d'une direction trophique, nous voyons qu'il est difficile de
rapporter ces troubles à la suppression de filets trophiques.
(Seules les altérations passagères et réparables constatées
par Lodato dans les cellules du ganglion ciliaire du chien
quelques jours après la résection du ganglion cervical
supérieur, peuvent être attribuées à la suppression de fibres
sympathiques en connexoin avec ces cellules).

Ce qui parait avoir un rôle prédominant après la section
du sympathique cervical, ce sont les troubles vaso-moteurs
et leur retentissement sur l'apport des matériaux de nutrition aux tissus. (1) En effet la sympathectomie produit :

A : des troubles fonctionnels vaso-moteurs.

B : des altérations trophiques plus ou moins tardives
des parois vasculaires, comme l'a montré Angelucci pour
les vaisseaux de l'œil (2) et Lépinski pour les carotides (3).
Car les cellules sympathiques qui agissent au point de vue
fonctionnel sur les éléments des parois vasculaires, ont en
même temps la direction trophique de ces éléments.

Des modifications, fonctionnelles d'abord, trophiques
ensuite, des parois vasculaires sont capables de troubler
la nutrition des tissus auxquels ces vaisseaux se distri-
buent et capables, par conséquent, d'occasionner des
altérations telles qu'en provoquent les lésions du sympa-

(1) Angelucci. Sulle alterazioni trofiche dell'occhio, etc.

(2) Angelucci. Id.

(3) Lépinski. Zur frage von der Degeration der Gefaesse, etc.

thique cervical. De même la vaso-constriction et l'œdème périvasculaire qui suivent la section du trijumeau jouent un grand rôle dans la génèse de l'ophtalmie neuro-paralytique, comme le prouve l'action atténuante exercée par la section du sympathique cervical sur l'évolution de ces accidents (1).

C'est du reste de cette façon qu'Angelucci interprète les résultats de ses expériences.

Lodato attribue les altérations rétiniennes précoces qu'il a observées, à l'influence des modifications vaso-motrices sur des éléments anatomiques hautement différenciés et, par conséquent, très fragiles ; la différence des résultats obtenus chez le chien et le lapin lui paraît déterminée par l'action vaso-motrice différente que possède le sympathique cervical dans ces deux races animales.

Solis Cohen (2) considère l'hypertrophie du corps thyroïde chez les Basedowiens et les altérations cutanées de la maladies de Raynaud comme le résultat de simples névroses vaso-motrices.

Nous sommes amenés aux conclusions d'Angelucci, c'est-à-dire à admettre que les opérations pratiquées sur le sympathique cervical, lorsqu'elles déterminent des troubles trophiques plus ou moins tardifs, agissent *surtout* par l'intermédiaire des modifications vaso-motrices et des altérations vasculaires qu'elles créent.

L'hypothèse de ce mode d'action spécial des lésions du

____

(1) ANGELUCCI. — Sur l'origine de l'ophtalmie sympathique. *Revue générale d Ophtalmologie*, 1898, nº 1.

(2) SOLIS COHEN. — *The American Journal. Of. the Medical Sciences*, febbr. 1891.

sympathique cervical, nous paraît rendre compte assez bien de l'inconstance et du polymorphisme des troubles trophiques observés.

En effet, la diversité des accidents s'explique :

A. — Parce que les accidents peuvent siéger sur tout le territoire vasculaire soumis à l'influence du sympathique cervical, c'est-à-dire sur la plus grande partie des organes et des tissus de la tête ;

B. — Parce que les troubles vaso-moteurs ont une action variable sur les différents organes, produisant ainsi :

Des phénomènes de dégénération rapide dans les tissus délicats comme la rétine ou le cortex cérébral ;

Des phénomènes d'atrophie simple dans les organes moins immédiatement sensibles aux perturbations nutritives, par exemple l'œil, et chez les jeunes animaux, le tissu osseux ;

Des phénomènes d'hypertrophie dans certains tissus (oreilles), qui sans doute réagissent plus vivement à l'augmentation d'apport des matériaux nutritifs.

Quant à l'inconstance des troubles, elle paraît relever des variations individuelles très grandes des modifications vaso-motrices (tandis que les sections de fibres trophiques sont au contraire toujours identiques à elles-mêmes).

Ces variations d'intensité des troubles vaso-moteurs peuvent s'expliquer :

Soit par une suppléance exercée par les fibres sympathiques contenues dans d'autres nerfs crâniens ;

Soit, peut-être, par une suppléance exercée par le sympathique du côté opposé, à laquelle on a le droit de penser puisqu'on a signalé une influence du sympathique cervical d'un côté du corps sur la pupille du côté opposé. Du reste, ne voit-on pas, après la section du trijumeau, la sensibilité abolie se rétablir quelquefois, partiellement du moins, comme si le trijumeau du côté opposé empiétait progressivement à partir de la ligne médiane sur le territoire du nerf sectionné.

CONCLUSIONS

La section et la résection du sympathique cervical sont capables de déterminer, chez des animaux de diverses espèces, des troubles trophiques apparaissant plus ou moins tardivement.

Ces troubles trophiques sont à la fois très variés et très inconstants.

Très variés, car : 1° ils affectent des organes et des tissus assez divers (œil, encéphale, tissu osseux, téguments, etc.) ; 2° ils se présentent sous des formes également diverses (dégénérescence et nécrose des éléments anatomiques, atrophie simple, sclérose, hypertrophie) ;

Très inconstants, car, dans des conditions expérimentales paraissant identiques, leur absence a été observée beaucoup plus fréquemment que leur présence.

Ces accidents paraissent, comme l'admet Angelucci, déterminés par les troubles vaso-moteurs et les altérations des parois vasculaires produites par la suppression du sympathique cervical ; et, des variations individuelles de ces modifications vaso-motrices relèvent peut-être le polymorphisme et l'inconstance des troubles trophiques.

Chez l'homme, les observations ne sont ni assez nombreuses, ni assez précises pour nous permettre de conclure.

INDEX BIBLIOGRAPHIQUE

ANGELUCCI. — Sulle alterazioni trofiche dell'occhio che nei mammiferi seguono la estirpazione del ganglio cervicale superiore del simpatico. — *Bolletino della R. Académia Medica di Roma*, 1893, anno XIX, fasc. 2.

— Studi sulle influenze fisioliche del ganglio cervicale superiore del simpatico sull'occhio in reguardo all'esoftalmo, alla curvatura della cornea, alla resistenze ai processi inflammatori et astenici. *Archivio di oftalmologia*, 1893, vol. I, fasc. 3-4.

— Sui disturbi del mecanismo vascolare che si riscontrano nei malati di idroftalmia sia congenita che acquisita. *Archivio di oftalmologia*, 1894, vol. II, fasc. 1-2.

— Sur l'origine de l'ophtalmie sympathique, *Revue générale d'opthtalmologie*, 1898, n° 1.

ARLOING. — Contribution à l'étude de la partie cervicale du grand sympathique envisagé comme nerf sécretoire, *Archives de physiologie normale et pathologique*, 1890, tome II, 3e série, p. 1.

— Nouvelle contribution à l'étude de la partie cervicale du grand sympathique envisagé comme nerf sécretoire, *Archives de physiologie normale et pathologique*, 1891, tome III, 5e série p. 241.

— Des rapports fonctionnels du cordon sympathique cervical avec l'épiderme et les glandes, *Archives de physiologie normale et pathologique*, 1891, tome III, 5e série p. 160.

ARNOZAN. — Des lésions trophiques consécutives aux maladies du système nerveux, Thèse d'agrégation 1880.

BARREL. — De l'hémiatrophie faciale dans ses rapports avec les lésions du ganglion cervical inférieur, Thèse Lyon 1901-1902.

BELLENCONTRE. — Décollement tardif de la rétine après resection du sympathique cervical pour goître exophtalmique, *Bulletins de la société française d'ophtalmologie*, 1901.

BERNARD (Cl.) — Leçons sur la physiologie et la pathologie du système nerveux, tome II, 15e leçon.

— Influence du grand sympathique sur la sensibilité et la calorification, *Comptes rendus de la Société de biologie*, 1851.

— De l'influence du système nerveux grand sympathique sur la chaleur animale, *Comptes rendus de l'Académie des sciences*, mars 1852.

— Sur les effets de la section de la portion céphalique du grand sympathique, *Comptes rendus de la Société de biologie*, novembre 1852.

BINDER. — Hypertrophie des Ohres nach Excision eines Stükes vom Halssympathicus des Kaninchens, *Centralblatt für Chirurgie* n° 7, mai 1894.

BIZZOZERO. — *Archives italiennes de biologie*, 1894, tome XXI, p. 93.

BROWN-SÉQUARD. — *Gazette des sciences médicales*, 1854, Mémoire lu à l'Académie des sciences le 16 janvier 1854.

— *Comptes rendus des séances de la société de biologie*, 1872.

CHIPAULT. — A propos de la sympaticectomie dans l'épilepsie, *Comptes rendus de la Société de biologie*, 1899, n° 28.

CHRISTIANI. — Alterazioni della fina struttura della corteccia cerebrale consecutive al taglio del simpatico cervicale, *Riforma médica*, anno XVIV, 28 et 29 déc, 1898.

DOYON (M.) — Recherches sur les nerfs vaso-moteurs de la rétine, *Archives de physiologie normale et pathologique*, 1890 et 1891.

DUPUY. — Comptes rendus des séances de la Société de biologie, 1875, p. 323 et 302.

ELINSON. — Sur les fibres centrifuges du nerf optique, *Comptes rendus de la Société de biologie*, 18 juillet 1896.

FLORESCO (N.) — Influence de la section et de la résection totale et bilatérale du nerf sympathique cervical sur l'organisme.

— Premier mémoire : Influence sur la croissance, *Archives des sciences médicales*, Paris 1899.

Deuxième mémoire : Influence sur les dimensions, le poids et le volume des organes, *Archives des sciences médicales*, Paris 1900.

— Influence de la résection du nerf sympathique cervical sur divers phénomènes chez quelques animaux, *Bulletin de la Société des sciences de Bucharest*, 1902, n° 6.

GALENGA. — Dell'idroftalmia congenita, *Annali di ottalmologia*, 1885.

GRÜENNING. — Un cas d'affectation du sympathique cervical lié à des troubles oculo-pupillaires, *Annales d'oculistique*, mai 1893.

HERTEL. — Ueber die Folgen der Extirpaton des Gangliion cervicale supremum bei jungen Thieren, *Graefe's Archiv.*, Bd. XLIX ; Abth. 2. S. 430.

JABOULAY. — Chirurgie du sympathique, Lyon, 1900.

JONNESCO. — Résection du sympathique cervical dans l'epilepsie, le goitre exolphtalmique et le glaucome, *Archives des sciences médicales*, Paris 1899.

JONNESCO et FLORESCO. — Physiologie du nerf sympathique cervical chez l'homme, Mémoire adressé à l'Académie de médecine, séance du 14 août 1900.

— Phénomènes observés après la résection du sympathique cervical chez l'homme, *Journal de physiologie et de pathologie générale*, 15 septembre 1902.

LAGRANGE et PACHON. — Des effets à longue échéance de la resection expérimentale du ganglion cervical supérieur sur la tension oculaire, *XIII congrès international de médecine, section physiologie ;* Paris août 1900.

LÉPINSKI. — Zur Frage von der Dégénération der Gefaesse bei Laesion des Nervus sympathicus, *Deutsche Zeitschrift für Nervenheilkunde.* Bd. XVI 3-4, 1900.

LODATO (G.). — Sulle alterazioni della retina consecutive alla estirpazione del ganglio cervicale superiore, *Archivio di ottalmologia*, 1900, vol. VIII, fasc. 1-2.

— Influenza del sistema nervoso sulla costituzione dell' umor acqueo, *Archivio di ottalmologia*, 1901, vol. IX, fasc. 3-4.

— Sulle alterazioni del ganglio ciliare in seguito al taglio delle sui radici. Contributo alla natura del ganglio ciliare, Palermo, in-8°, 1900.

— La simpatectomia cervicale nel glaucoma, *Archivio di Ottalmologia,*, 1900, vol. VIII, fasc. 9-10.

LODATO. — Sulla cosidetta dilatazione paradossale della pupilla dopo la estirpazione del ganglio cervicale superiore del simpatico, Palermo, 1902.

MORAT et DOYON. — Traité de physiologie, 1902.

— Troubles trophiques consécutifs à la section du sympathique cervical, C. R. de l'Académie des Sciences, 1897, t. CXXV, p. 124.

— Le grand sympathique nerf accommodateur, *Archives de physiologie normale et pathologique*, 1891, p. 507.

SOLIS COHEN. — *The american Journal of the medical sciences* febbr., 1894. (Cité par Angelucci.)

SOUQUES. — Syndrome oculo-pupillaire dans la tuberculose du sommet du poumon, *Bulletins de la Société médicale des hôpitaux de Paris*, 29 mai 1902.

VIDAL. — De la sympathectomie dans le traitement de l'épilepsie expérimentale par intoxication, C. R. de la Société de Biologie, 1899.

VULPIAN. — Leçons sur l'appareil vaso-moteur. Physiologie et pathologie, Paris, 1875.

LYON

IMPRIMERIE A. STORCK et Cⁱᵉ

Rue de la Méditerranée, 3

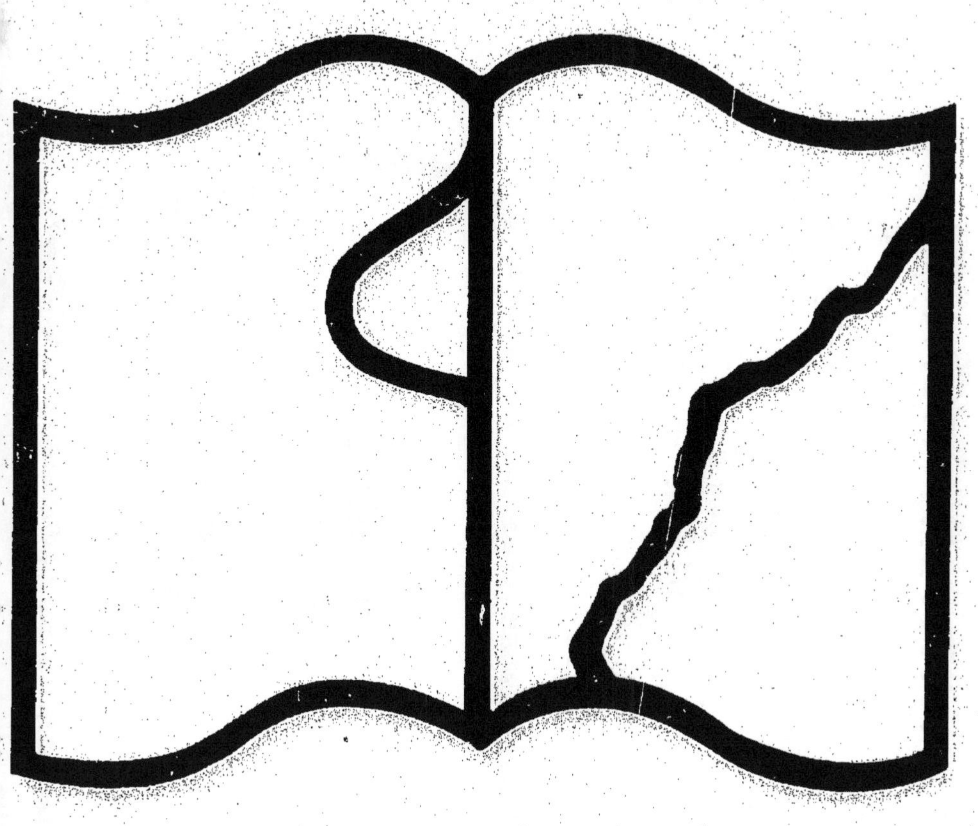

Texte détérioré — reliure défectueuse

NF Z 43-120-11

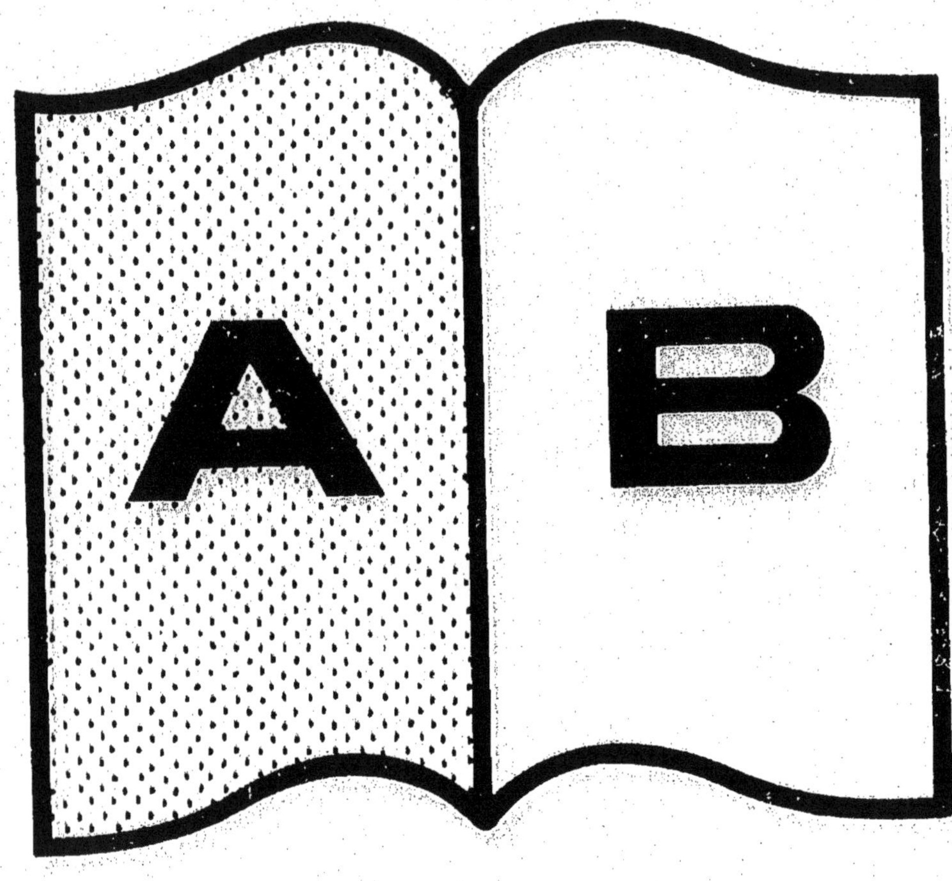

Contraste insuffisant

NF Z 43-120-14

9 782013 543385